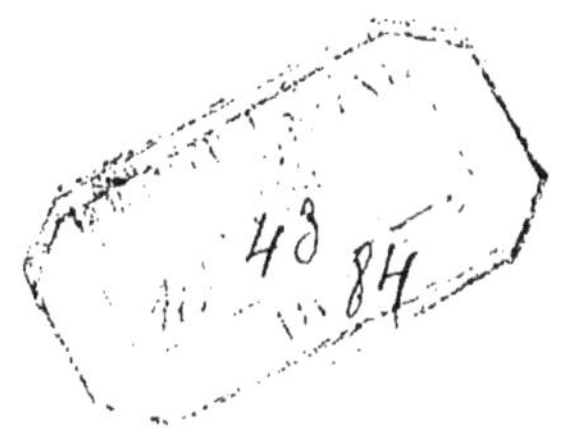

DE L'IGNIUM

OU

MAGNÉTISME ANIMAL

DE L'IGNIUM

OU

MAGNÉTISME ANIMAL

PAR

LE DOCTEUR A.-T. BAYONNE
ANCIEN EXTERNE DES HOPITAUX DE PARIS
MÉDECIN DES CHEMINS DE FER DU MIDI, A GIMONT (GERS)

(MÉDAILLE DE BRONZE 1865)

AUCH
IMPRIMERIE COCHARAUX FRÈRES
RUE DE LORRAINE

1884

INTRODUCTION.

Je définis l'homme et les animaux : *syllogisme vital.*

Nous trouvons chez tous :

1° Les deux prémisses ;

2° La raison du syllogisme ;

3° La conclusion.

La première prémisse est la chose matière, et la seconde la chose non matérielle, ayant pour raison le système ganglionnaire ou du grand sympathique et pour conclusion le phénomène *vie.* Chez l'homme, ainsi que chez les animaux, il existe une fonction impalpable et fugace, qui chez le premier prend le nom d'intelligence, de volonté, etc., et, chez le second le nom d'instinct, que j'appellerai volontiers *attraction innée.*

Je n'entreprendrai point de discussion psychologique, laissant entièrement au Créateur les droits absolus qu'il s'est réservés à ce sujet, ainsi que je le dirai quand il sera question de la reproduction de l'être.

DE L'IGNIUM

OU

MAGNÉTISME ANIMAL

CHAPITRE Ier.

MATÉRIALISME ET ANIMISME.

Chez l'homme, nous nous trouvons en présence de trois systèmes :

1° La masse musculaire et osseuse;

2° Le sang;

3° La substance nerveuse.

Je n'entreprendrai nullement la description de ces trois systèmes, nous la connaissons tous.

Qu'il y ait, ou qu'il semble y avoir, dans cet opuscule un peu de confusion, je l'admets; mais cette sorte de confusion, et parfois les redites, est calculée, pourvu que dans le choc et la crépitation des idées qui y sont émises puisse jaillir la vérité.

Nous connaissons les maladies du système de la vie de relation, nous savons celles des vaisseaux sanguins. Mais comment connaît-on les maladies dont peut être atteint le système nerveux de la vie animale? Non, on ne les connaît pas. Pourquoi? Nous avons tous la prétention d'émettre des raisonnements par induction ou par déduction sur toutes les choses, ou du moins d'après elles, que nous constatons sous le champ de la loupe ou du microscope. Ainsi, par exemple, nous servant de l'instrument de Raspail, nous voyons que la substance nerveuse est composée d'éléments de diverses natures: nous y trouvons des corpuscules, des cellules plus ou moins uni-polaires ou multipolaires, avec des prolongements qui ont certaines connexions avec les fibres de Remack ou les cylinder-axis.

De ce que nous voyons sur le cadavre, nous jugeons que pendant la vie les mêmes dispositions d'éléments doivent exister. Ce raisonnement ne saurait prévaloir, car enfin nous scrutons ce qui ne vit plus pour en arriver à donner un *modus* quelconque de la vie. C'est là le grand tort qu'on a eu, et qui a toujours empêché, dans l'immense majorité des cas, la science de progresser.

Certes, la machine humaine présente beaucoup de curiosités, beaucoup de complications et d'engrenages. Non seulement je veux dire qu'on examine toutes les parties les plus intimes de l'organisme, mais encore faut-il, après leur avoir donné un corps et des rouages, leur donner aussi une destination qui leur est propre et qui n'appartient qu'à eux. Eh bien! on se contente de donner sur le cadavre une description mathématique de tous les éléments que l'on observe, sans s'occuper trop du rôle qu'ils peuvent avoir pendant la vie animale. C'est là justement l'immense erreur et l'immense fausse route dans laquelle on s'est engagé à propos du choléra, ainsi que je le démontrerai plus bas. Évidemment, si on avait pu trouver des molécules-poisons flottants dans l'air, j'aurais été curieux de savoir leurs formes et leurs propriétés. Fausse route, je le répète, où on a tenté de trouver dans l'infiniment petit ce que nous possédons tous au même degré de sensibilité et d'action.

Je viens de dire que le système de la vie de relation et le système sanguin étaient susceptibles d'être malades. Mais pourquoi le système nerveux de la vie animale ne saurait-il être atteint d'affections morbides? Il est matière, lui aussi, mais d'une matière plus ténue et plus fugace à l'observation. Le système ganglionnaire touche tout et ne touche rien. On le trouve partout; il jette ses ganglions grisâtres sur le trajet des nerfs moteurs pour leur donner la sensibilité; il leur donne même sa racine rachidienne. On dirait qu'il ne leur donne un peu de sensibilité que pour qu'elle lui soit rendue avec usure, quant au résultat produit. Quelle est donc cette matière? Nul ne le sait encore. Si, pourtant, on sait qu'elle tombe sous les sens; donc elle est matière, donc enfin elle doit être susceptible de souffrir, d'être malade.

La névrose, d'après les auteurs qui ont traité ce sujet, serait la conséquence d'une maladie nerveuse affectant les organes de la vie animale. D'un côté l'hystérie avec ses désordres, de l'autre l'épilepsie avec la perversion des sens et des mouvements.

Dans ces maladies nerveuses, les nerfs du mouvement n'y sont pour rien, ils sont indemnes de toute responsabilité maladive. Si l'on constate quelque phénomène morbide sur leur trajet ou dans les parties où ils se ramifient, ce n'est qu'à la suite d'une action réflexe provoquée chez eux par les nerfs sensitifs. En effet, l'utérus, par lui-même, est insensible, de même que le cerveau; mais, par contre, la moindre lésion de l'un ou de l'autre se traduit par des phénomènes réflexes que l'expérience seule a pu coordonner pour leur assigner un point de départ. Mais par quel intermédiaire se produit cette action réflexe? C'est par l'intermédiaire du grand sympathique qui, régissant l'utérus, a transmis au cerveau une impression qui, nous échappant chez lui, nous tombe sous les sens chez les nerfs du mouvement.

Ici, je me permettrai de traiter une question bien litigieuse et bien ardue pour pouvoir expliquer le lien en vertu duquel toutes ces fonctions diverses concourent à la vie.

Nous n'avons eu, pour connaître l'histoire de la science, que des manuscrits que l'on disait être la reproduction fidèle des livres anciens. Ces livres étaient traduits, pour la plupart du temps, dans les lieux où le peuple et les véritables savants ne pouvaient pénétrer pour s'instruire, sous peine d'encourir les rigueurs de certaines lois, plus ou moins équitables, qui les conduisaient au supplice. Qui ne se souvient de Galilée, torturé affreusement, s'écriant, les yeux au ciel : « *E pur si muove.* »

Cependant, par un revirement des choses humaines, après avoir pensé tout bas, on en vint à penser tout haut et dire à tous ce que les grands génies découvraient. Les Grecs avaient découvert la propriété de l'ambre. On découvrit chez les batraciens une propriété analogue, mis en contact avec deux métaux divers. Volta fit sa pile électrique en prenant ce mot au nom grec de l'ambre. Dès lors l'électricité minérale était créée. Dans l'ardeur d'une foi très grande et aveugle pour tout ce qui paraissait prodigieux et surnaturel, Mesmer, Gall, Spurzheim, inventèrent le magnétisme et poussèrent la témérité jusqu'à trouver à la surface de la boîte crânienne des conformations particulières qui caractérisaient les aptitudes bonnes ou mauvaises de chaque individu. Enfin, d'autres, plus téméraires encore, se firent magnétiseurs pour prouver l'influence réciproque de l'un à l'autre. Ils se servaient de l'imposition des mains et de passes faites avec leurs extrémités digitales sur la face et à la région frontale, parce qu'on prétendait que la volonté et la parole avaient leur siège dans les lobes antérieurs du cerveau.

Mais des hommes semblables à ceux qui nous avaient laissé les manuscrits anciens, écourtés, s'emparent de cet état de choses pour le jeter dans le ridicule et l'anéantir.

Enfin, la lumière se fait au grand jour, au milieu de cette nuit profonde; les errements disparaissent; on prouve les transformations et les diverses manières d'être de l'électricité, ainsi que l'électricité atmosphérique. On en vient même à appliquer l'électricité pour le soulagement ou la cure d'affections morbides du corps humain. En outre, profitant de ces expériences, on arrive à prouver, sans réplique, que le courant faradique ne produit des contractions énergiques que pendant un certain temps après la mort, des muscles de la vie de relation.

Mais c'est d'un cadavre qu'on se sert pour expérimenter; tout est mort, pourquoi donc ces contractions?

A cela, je réponds fermement qu'en appliquant la faradisation on agit sur le grand sympathique dont l'action réflexe se traduit par des mouvements quelconques, suivant l'idée de l'expérimentateur; action qui, peu à peu, devient de plus en plus faible et peut se prolonger jusqu'à la période de rigidité complète, ou, pour mieux dire, jusqu'à la mort réelle.

Pourquoi donc le grand sympathique reste-t-il le dernier sur la brèche, après la lutte de la vie contre la mort? C'est ce que nous allons essayer d'analyser.

Et, d'abord, le sang est un agent excito-moteur par excellence. Il subit deux transformations particulières : l'une provoquée par l'acte respiratoire, l'autre par l'acte de l'assimilation. En outre, il porte la chaleur animale dans toutes les régions où vont se ramifier ses trajets méandreux. Dans l'acte respiratoire, comme dans l'acte de l'assimilation, il subit une transformation chimique, c'est-à-dire celle qui consiste à lui donner la couleur de sang noir en échange de la couleur rouge rutilante qu'il avait avant. Il y a eu échange, puisqu'il a absorbé l'oxygène, pour céder à l'air ambiant l'acide carbonique en échange, dans l'opération pulmonaire, et son action a été inverse dans les autres parties de l'organisme, dans l'acte de l'assimilation.

Mais cet échange ne peut être fait que par suite d'une action chimique. Or, dans toute action chimique comme dans toute action physique il y a production d'électricité, ou, si on aime mieux, d'un agent élément qui en a tout à fait les caractères.

Je dirai, en outre, que plus le sang a le cours rapide par suite d'une émotion quelconque, les téguments externes prennent une teinte rouge violacée qui démontre que la circulation est exagérée; l'échange endosmotique ou exosmotique est aussi exagéré. Quelle est donc la cause de cette exagération? Elle vient de ce que, momentanément, le système nerveux de la vie animale n'a pas eu le temps de traduire aux nerfs du mouvement l'impression brutale qu'il a subi. De là, la suspension momentanée de la circulation péréphérique, la coloration des deux sangs, veineux et artériel, se trouvant revêtir un aspect rouge cramoisi, tenant du rouge artériel et du noir veineux.

On dirait un spasme des nerfs vaso-moteurs, surpris par une action sympathique.

Tel est, en un mot, le phénomène qui se produit chez l'homme quand il se sent confondu ou qu'il voit qu'on a deviné chez lui soit une faute, soit un travers. La chose inverse se passe quand il s'agit de peines ou de douleurs. A l'annonce d'une mauvaise nouvelle, d'une grande contrariété ou bien d'une déception brusque, de la découverte d'un acte mauvais pouvant porter atteinte à la société, la coloration de la face, surtout, disparaît pour faire place à une teinte blême et terrorique. Oui, je dis à la face, surtout, parce que par son siège et les sens qu'elle possède elle reçoit beaucoup plus de filets du grand sympathique que les autres régions du corps. En un mot, plus les organes sont délicats dans leur structure et dans leurs fonctions et plus le système nerveux de la vie ganglionnaire leur envoie des ramifications, et, par conséquent, plus les sensations sont manifestes. Et, d'ailleurs, messieurs les médecins légistes voient souvent ces phénomènes se passer sous leurs yeux.

Il est donc appert que dans l'assimilation il y a transformation chimique, c'est-à-dire échange d'oxygène contre de l'acide carbonique, mais il y a aussi développement d'électricité. Cette électricité, de quelle nature est-elle? Quelle est sa propriété? Jusqu'à ce jour, il y a eu beaucoup de théories erronées; chacun a dit son mot; chacun a donné ses impressions pour en arriver à tomber dans le discrédit, comme je l'ai dit plus haut. On comparait alors l'homme à une pile électrique, comme celle qui résulte de la juxtaposition de métaux divers. On supposait que les extrémités effilées en pointes, la main, par exemple, devaient remplir chez lui les mêmes fonctions que celles qu'accomplissent dans la machine électrique les dents des peignes. Le phénomène avait un semblant de parité, mais on l'a annihilé en quelque sorte en poussant sa démonstration jusqu'à l'exagération.

A quoi donc attribuer ce susurrus que l'on perçoit quand on introduit l'extrémité digitale dans le conduit auditif externe? Évidemment ce ne peut être qu'à la transformation moléculaire que subit le sang rouge pour devenir sang noir. En un mot, il ne peut être attribué qu'à l'action chimique de l'assimilation. On dirait percevoir la crépitation veloutée des étincelles électriques qui en sont le résultat. Où donc en rechercher la cause, sinon dans l'échange des molécules nutritives et vitales contre l'absorption de celles qui ont déjà satisfait à l'organisme et que le sang, de rouge qu'il était, devient noir et les transporte dans le centre respiratoire qui les régénère.

De même que le magnétisme, ce susurrus a pu être interprété de diverses façons. Aura-t-on, par exemple, invoqué le frottement du sang le long des parois artérielles ou veineuses? Ce frottement serait-il assez intense pour produire à travers les tissus externes ce bruit, de développer cette même manifestation que nous percevons si facilement aux extrémités? Je ne nie point qu'il y ait une action mécanique, à cause du frottement qui existe le long des parois tubuleuses; mais je ne vois pas, dans une explication pareille, la consécration d'un fait qui produit à l'oreille une pareille sensation.

Je sais que le corps humain a été en butte à toutes sortes de théories pour prouver qui il était et quel il était, parce qu'on s'est livré sur le cadavre à des examens productifs, à des autopsies, à des vivisections qui ont pu, jusqu'à un certain point, faire avancer la science. Mais ceci n'était que matériel. J'ait dit : qui il était. Ici la question devient plus grave et plus profonde ; chacun de nous est, en effet, à même de se demander ce qu'il est, ce qu'il fait et où il veut en arriver. Dans le premier cas, on voit la matière brutalement sous le scalpel. Dans le second, on se trouve en face d'une chose inconnue, inexpliquée, que chacun interprète à sa façon. On sait les rouages de la matière, mais on ne sait pas le jeu de l'organisme. De ce qui est matière, par des théories habiles, on veut en faire l'homme, l'être pensant par excellence. D'autres prennent ce qui n'est pas matière, ce qui ne tombe pas sous nos sens, pour faire de l'homme un être presque hypothétique.

Le premier est matérialiste ou organiciste, le second est animiste ou déiste. Chacun d'eux, à l'envi, brode sur la pauvre nature humaine des théories plus ou moins erronées qui falsifient la croyance des uns et induisent le plus grand nombre dans l'erreur.

Je ne veux certainement pas entreprendre l'histoire du matérialisme, pas plus que celle de l'animisme, parce que l'absolutisme dans lequel on s'est renfermé pour fournir des preuves à l'appui de ces deux thèses différentes n'a abouti qu'à fausser l'esprit des gens véritablement savants et leur faire dire, sur de fausses apparences, tout le contraire de ce qu'ils pouvaient penser. En un mot, je l'affirme, pour moi, le matérialisme ou organicisme, et l'animisme ou spiritualisme sont deux grandes erreurs qui ont, pendant bien des années, entravé la science dans sa marche et maintenu les esprits dans deux fausses routes.

On a eu tort de ne prendre que les deux extrêmes, sans songer aux liens qui peut les mettre en rapport et conserver entre eux l'harmonie si nécessaire à la vie. Certes, il y a en nous la matière, mais il y a aussi ce qui n'est pas matière. Je dis que l'homme possède en lui deux sortes d'organes : les uns sous la dépendance de la volonté et les autres qui en sont indépendants et que la volonté, quelque ferme qu'elle soit, n'empêche point de fonctionner.

La pléiade de savants qui naquit après une longue torpeur scientifique s'est efforcée de mettre un terme aux errements du passé. Ils ont réussi pour la plupart à faire naître le vrai dans beaucoup de problèmes médicaux qui n'avaient, jusqu'à ce jour, reçu aucune solution. Mais ils n'ont pu trouver le criterium vrai et unique de la vie animale.

Pourquoi ? Le voici. Les savants de notre siècle cherchaient la solution du problème dans l'âme ou dans la matière. De là, deux camps opposés ; tous deux cherchaient, sans se rencontrer scientifiquement, à définir les données dont ils voyaient les manifestations. D'un côté, le matérialiste ; de l'autre, l'animiste, ainsi que je l'ai déjà dit. Tous, tant d'un camp que de l'autre, ont poussé leurs doctrines jusqu'à l'exagération ; et je dis que c'est cette exagération même qui a empêché la science de progresser dans le droit chemin. Pas de concessions de part ni d'autre, et la négation de l'être planait toujours au-dessus des théories en cours.

Un autre Molière aurait pu faire alors une pièce sarcastique, à bon droit, sur ce sujet, ayant pour titre : *De l'outrecuidance médicale.* A quoi bon sert-il, en effet, de vouloir imposer aux autres des théories qui ne peuvent être acceptées pour cause de vice rationnel? On discute sur les extrêmes, sur le point de départ et sur le point d'arrivée.

C'est-à-dire que dans le syllogisme vital les uns n'ont vu que la première prémisse et les autres la seconde; les premiers la matière et les seconds ce qui n'est pas matière, sans jamais pouvoir expliquer, d'une façon plausible, ce que c'est que le phénomène vie.

Mais dans un syllogisme quelconque il faut un lien de raccordement pour pouvoir en tirer la conclusion; il faut bien qu'il soit établi un parallèle entre les deux extrêmes, pour pouvoir en faire jaillir la suite du raisonnement et le raisonnement lui-même, et, aussi, en arriver à la conclusion. On a négligé ce raccordement, ce trait d'union, et mon opuscule tout entier est écrit pour le démontrer. La cause incidente et occasionnelle en a été le choléra. En traitant de ce dernier, je chercherai à démontrer que l'affection qui porte ce nom a des affinités et des ressemblances fort importantes avec d'autres maladies qu'on n'a encore décrites que fort superficiellement, quant à leur nature essentielle.

On s'est jeté sur le cadavre, on l'a lacéré, émietté,

en un mot, pour y trouver le criterium de la vie; on l'a fouillé dans tous les sens, l'un cherchant la matière, l'autre cherchant l'âme.

Tous deux cherchaient une chose abstraite, tous deux cherchaient à découvrir dans les replis de l'organisme cette chose secrète qui s'appelle vie. Mais ils ne se sont pas aperçus qu'ils voguaient dans une nuit profonde. Ils se trouvaient dans un nouveau labyrinthe de Crète, en laissant de côté le fil d'Ariane.

C'est à ce propos que j'ai la prétention de m'ériger en nouveau Thésée : je dis et j'affirme que le fil d'Ariane de la vie humaine existe. Nous avons, d'un côté, la charpente humaine qui vit, qui agit; d'un autre côté, nous sommes en présence de cette même charpente qui pense. Voilà donc deux choses de nature différente qui vivent ensemble et concourent à un seul but : la vie de l'être. Mais ces deux choses, ces deux vies, l'une matérielle, l'autre immatérielle, ont besoin d'un trait d'union qui ne tienne ni de l'une ni de l'autre, qui tienne de la matière et de ce qui n'est pas matière, pour les réunir en un seul faisceau. Ce trait d'union est, et c'est comme je l'ai dit, la dernière chose qui lutte encore après la mort apparente; ce trait d'union c'est *le grand sympathique.*

J'ai parlé d'électricité développée dans l'échange endosmotique et exosmotique qui avait lieu dans le travail d'assimilation; je crois qu'il est temps, après avoir décrié à juste titre les agissements des faux savants ou des individus intéressés à ce que cette manifestation humaine et soi-disant mécanique tombât dans le discrédit et le ridicule, je crois, dis-je, qu'il est temps de parler du *magnétisme animal.*

CHAPITRE II.

DE L'IGNIUM OU MAGNÉTISME ANIMAL.

Le premier acte de l'être en venant au monde est l'acte respiratoire, et le dernier est sa suppression. Les phénomènes qui se succèdent entre ces deux points extrêmes s'appellent *vie*. J'engloberai tout dans l'appellation de magnétisme animal, pour répondre aux vieilles théories erronées; mais je préfère lui donner la dénomination d'*ignium* ou feu primordial et terminal de la vie; le mot ignium étant l'abréviatif de l'expression *étincelle magnétique animale*.

Je m'étendrai très peu sur les animaux, parce que, prenant l'homme pour sujet principal, je pourrai tout au plus ne me servir d'eux que comme terme de comparaison.

Dans le syllogisme humain, matériel, ou syllogisme vital proprement dit, je considère comme *première prémisse* le sang rouge ou artériel, et comme *seconde prémisse* le sang veineux, ainsi que la charpente humaine, ayant pour conséquence ou conclusion la vie matérielle.

Notre système humain est formé de trois sortes d'éléments, ainsi que je l'ai dit, le sang, les muscles, avec les os qui en forment la charpente, et les nerfs.

Le sang, par sa position dans tous les interstices de l'organisme, joue un rôle excessivement important, comme agent excito-moteur par excellence. Du reste ses fonctions et sa composition le désignent comme tel. Sa composition ressemble à celle d'une pile de Daniel, seulement au lieu de l'élément *cuivre* c'est l'élément *fer* qu'il lui faut. C'est pour cela que quand le courant Daniel s'affaiblit on ajoute, sur la grille, quelques cristaux du sulfate de cuivre pour tenir la liqueur saturée et que le courant de la pile reste régulier.

De même aussi, pour le sang, par les moyens thérapeutiques usités on introduit, par la digestion, le fer sous quelque forme que ce soit, pour que dans l'assimilation il puisse, après avoir fait naître l'étincelle magnétique ou ignium, engendrer dans les derniers radicules du grand-sympathique ce courant électriforme que ce dernier communique aux deux vies: de relation et organique; à la première, par action réflexe; à la seconde, par action directe. Je dirai d'ailleurs, en traitant du choléra, que j'admets une double circulation nerveuse conjointement à la double circulation sanguine.

Nous nous trouvons, en effet, en présence de deux systèmes différents : l'un mécanique, le sang, qui, par sa combustion pulmonaire, ayant subi une transformation importante, va dans toutes les parties les plus ténues de l'organisme porter la chaleur et opérer l'assimilation des substances nutrimentitielles qu'il charroie. Là il se trouve en face de substances qui ont vécu ; lui, plein de vie, les ranime en leur donnant les principes vitaux et s'empare du molimen désormais incompatible avec la vie. L'autre système est le système nerveux d'impression ou système du grand sympathique.

Le sang est composé de deux parties: une liquide et l'autre solide. La première, le sérum; la seconde, les globules. Ces globules sont de deux espèces ou de deux sortes: les globules rouges et les globules blancs ou leucocytes. Le sérum n'est qu'un liquide alcalin qui sert, pour ainsi dire, de véhicule aux globules. Ces globules, les uns, les rouges, je les appellerai *hématiques* ou *ferriques*, et les blancs, *anémiques* ou *pseudo-ferriques*. Si je comparais la masse sanguine à un système électrique, les globules rouges seraient le pôle positif, et le pôle négatif, la masse musculaire et osseuse, d'où naissent les radicules veineux dont les globules sanguins ont pris la coloration noirâtre après avoir satisfait aux besoins de l'assimilation. Par leur retour dans les centres pulmonaires de régénération, ils redeviennent pôle positif ou globules hématiques. Mais il advient que tous les globules veineux ou artériels ne subissent pas tous au même degré cette transformation franche, soit dans l'assimilation, soit dans la combustion pulmonaire; ceux-là sont pseudo-ferrugineux et restent en suspension dans le torrent circulatoire jusqu'à ce que l'organisme, dans un moment de fébricité, les rejette sur leur parcours dans les dépotoirs ganglionnaires que je dirai plus bas. La pile magnétique humaine est entravée dans son bon fonctionnement et l'organisme s'en débarasse physiologiquement. Ces globules avariés, chassés ainsi, ne seraient au sang que ce qu'est la cendre au bois qui a brûlé. Seulement, cette cendre est susceptible d'être ravivée sous l'influence d'une ingestion ferrique.

La condition essentielle pour que cette pile puisse fonctionner est la présence d'un métal, qui, en s'oxydant, puisse donner lieu à un courant électrique ou électriforme. Or, le fer qui se trouve en quantité notable dans le sang, présente à ce sujet toutes les garanties désirables. Plus il y a de fer dans le sang et plus il y a circulation magnétique, plus les globules rouges sont en grand nombre. Si la somme ferrique des globules rouges vient à manquer pour maintenir l'organisme dans une balance parfaite, le nombre des globules blancs ou pseudo-ferriques augmente. Renouvelez le fer dans le sang et l'équilibre reparaît. Seulement, si cet équilibre est brusquement interrompu, comme à la suite d'une hémorrhagie, il lui faut beaucoup de temps pour se reconstituer, à condition toutefois que les lésions matérielles qui peuvent en être la conséquence ne présentent point par leur nouvelle organisation une impossibilité regrettable.

Le fer, dans le sang, se présente sous deux formes : l'une, à mon avis, à l'état de sesquioxyde de fer dans le sang artériel, l'autre à l'état de carbure ou de carbonate de fer dans le sang veineux. Ce sont ces deux fers qui donnent leur coloration respective aux deux sangs. Le sesquioxyde de fer est rouge vermeil, et le carbure ou carbonate de fer affecte la coloration brun foncé ou noirâtre. Le sesquioxyde de fer, ou fer magnétique, étant le pôle positif en contact avec des substances musculaires ou osseuses chargées des produits de la combustion vitale ou pôle négatif, donne lieu par endosmose et exosmose à une manifestation normale qu'on appelle *assimilation.* Mais, après cet acte, le sang rouge changeant de couleur, du fer magnétique qu'il possédait n'a plus que le fer carburé qui donne au sang veineux sa coloration. Il y a donc eu une action chimique de décomposition qui a dégagé une certaine somme d'électricité ou de magnétisme animal. C'est dans ce moment et ce dégagement *précis* que les radicules du grand sympathique reçoivent *l'impulsion vitale*, qu'il transmet suivant le mode que j'ai dit plus haut. En un mot, c'est dans ce moment que se dégage *l'étincelle magnétique animale* et que se produit *l'ignium*, c'est-à-dire *l'impression sympathique.* En d'autres termes, le sesquioxyde de fer, en contact avec les substances périphériques, se transforme en carbure ou carbonate ferreux qui, par la circulation veineuse augmentée des produits de la digestion, vient subir l'épreuve de la combustion pulmonaire. Une seconde transformation s'opère alors, et le carbure de fer ou carbonate ferreux laisse échapper une partie de lui-même sous forme d'acide carbonique, en laissant la base ferrique se transformer en sesquioxyde sous l'influence de l'oxygène atmosphérique.

Quand chez un nouveau-né le phénomène respiratoire ne se manifeste pas, on produit la respiration artificielle pour provoquer la combustion du sang veineux qu'il possède en venant au monde. A la première inspiration, l'ignium pulmonaire s'étant manifesté, l'enfant entre franchement dans la vie, et le carbure de fer du sang veineux est transformé en sesquioxyde, enfin le nouveau venu vit de la vie matérielle. D'un autre côté, on aide ce premier acte vital par des frictions cutanées avec de l'eau-de-vie ou de l'alcool, pour exciter les radicules du grand sympathique à entrer en fonctions et produire la double circulation que j'ai dit. Voilà donc deux opérations usuelles et pratiques que notre théorie explique entièrement.

Ainsi donc, pour la matière, notre pauvre machine humaine est transformée en pile électrique, ou plutôt en pile magnétique. Si Volta revenait sur terre, il trouverait fort extraordinaire que je fasse de l'homme et de la grenouille deux choses similaires. Lui a réussi; avec ses grenouilles, il a fait une immortelle invention. Pour moi, ne voulant pas assimiler l'homme à ce qui servit de point de départ à Volta, je ne puis m'empêcher de l'assimiler aux animaux. Seulement il est l'animal supérieur par le retentissement qu'ont ses fonctions sur les centres cérébraux. On dit toujours de l'homme qu'il est l'animal le plus supérieur de la création. En effet, il a toute la charpente et la construction des quadrupèdes et des bipèdes. Il y a pourtant une grande différence entre toutes les parties de ces diverses classes. Je ne veux point faire l'histoire des bipèdes ni des quadrupèdes; je ne me réserve que le droit de dire que les bipèdes autres que l'homme ne possèdent que l'instinct; tandis que l'homme a pour apanage l'intelligence. Certes, quelquefois, chez les animaux proprement dits, l'instinct acquiert, par sa culture, un développement tel qu'on finit par leur donner un semblant d'intelligence. Par animaux proprement dits, j'entends parler de ceux qui se rapprochent le plus de l'homme; parce qu'il y en a beaucoup qui se refusent, par leur conformation, à l'éducation qu'on donne aux autres. Mais, quelque patience et quelque labeur dont on puisse être capable, on n'arrivera jamais à transformer chez eux ce qui s'appelle *instinct* en ce qui s'appelle chez nous *intelligence.*

Si je viens de dire ceci, c'est que j'en attribue la cause à la différence de construction nerveuse.

Chez les animaux inférieurs, le système ganglionnaire a la primauté; chez les animaux de la classe moyenne, c'est le système de la vie ganglionnaire qui aide beaucoup le système de la vie de relation, et chez les animaux supérieurs les deux systèmes sont compensateurs. Dans le premier cas, vie ganglionnaire; dans le second, vie moyenne, et dans le troisième, vie complète. En d'autres termes, dans le premier cas, c'est la vie inconsciente; dans le second, c'est la vie d'instinct, et dans le troisième, c'est la vie intelligente.

On a divisé la création en trois règnes : le règne animal, le règne végétal et le règne minéral. Le règne minéral a ses propriétés brutales que rien ne saurait changer; le règne végétal, sous l'influence active de l'homme, peut être varié en ses formes ou sa destination ; et enfin le règne animal, que je diviserai en deux règnes : 1° le règne animal proprement dit ; 2° le *règne humain ;* parce que, par cette dernière division, je considère l'homme comme l'intermédiaire direct entre la nature et le Créateur.

Ces trois règnes concourent, chacun dans ses attributions, à former un tout que j'appellerai *vie générale* ou *omnium naturæ.* Ainsi, l'homme tire sa subsistance du règne végétal ainsi que des animaux qui se nourrissent de ses produits ; à son tour, le règne végétal puise ses principes dans la mère nourricière, qu'on a appelée terre. Mais, dans cette terre, combien y a-t-il de principes qui, passant par le crible circulatoire des plantes, que ce soit par la respiration des feuilles ou la succion du chevelu des racines, donnent à l'homme des substances assimilables. Je dirai bien plus : non seulement c'est le fruit qui est nécessaire à l'homme, mais encore toutes les parties du végétal, jusqu'au trop plein de la sève descendante qui, sous forme de résines ou d'essences, fournissent à la thérapeutique des moyens curatifs sans nombre.

De même que l'homme, les végétaux ont leur respiration. Par les feuilles, il y a une sorte d'endosmose aérienne qui leur fait exhaler l'oxygène pour fixer l'acide carbonique. Ils ont leur circulation par les radicules qui vont chercher dans la terre les principes nourriciers. Ces derniers, transportés par une circulation qui est propre aux végétaux, viennent dans les feuilles subir leur combustion pulmonaire. Les animaux ont aussi leur circulation pulmonaire pour opérer la combustion des substances assimilables. Seulement ils sont détachés du sol; ils ont des membres que la nature a doué de certaines destinations, suivant leurs besoins. Seul, l'homme possède ce qu'il est convenu d'appeler intelligence, et que j'appellerai volontiers, à l'état sain, s'entend, la possession de soi-même. Je maintiens le mot, car pour peu que cette possession de soi-même présente des écarts hors nature, ce ne peut être que la conséquence d'une lésion matérielle entraînant un défaut d'équilibre dans la masse organique.

Cet équilibre ne peut exister qu'autant que l'homme vit dans un milieu susceptible de lui fournir les principes nécessaires à son entretien et à sa vie. Si le tellus sur lequel il habite ne peut point nourrir soit les plantes, soit les animaux qui l'entourent, ces plantes et ces animaux ne pourront plus lui donner leur substantialité nécessaire. De là, les expositions telluriques ou climatériques dans lesquelles l'homme qui, né sur un autre tellus et qui s'expatrie, est obligé non point de vivre, mais de végéter. L'homme et les animaux sont faits pour le milieu où ils sont nés et réciproquement. L'homme est né là, il faut qu'il y vive, qu'il y procrée, qu'il y meure. Les besoins aventureux que la société moderne et contemporaine s'est procurés ont nécessité l'expatriation de certaines classes qui vont ailleurs chercher la fortune qu'ils ne trouvent pas chez eux, ou qui ne savent pas trouver sur le sol natal l'objet de leurs aspirations. Sans vouloir entrer dans le domaine de la morale humaine, qu'il me soit permis pourtant de dire que ces émigrés sont presque tous poussés par la paresse, la cupidité, et que sais-je encore, peut-être par quelques méfaits vis-à-vis de la société. N'importe, ils partent, mais leur longévité n'est pas de longue durée.

Leur ignium est né sur un tellus; il leur faudrait, en quelque sorte, le même milieu, vivre de plantes et d'animaux qui leur donnent les mêmes principes assimilables, et respirer dans une atmosphère semblable pour entretenir le même équilibre dans la double circulation nervoso-sanguine. Mais, me dira-t-on, on en voit qui peuvent parfaitement vivre et procréer efficacement dans d'autres pays que ceux où ils sont nés. Je l'accorde, mais à cela je répondrai que chaque contrée, chaque pays a son atmosphère ambiante et ses produits appropriés à la terre sur laquelle on vit. Si, par exemple, un montagnard quitte sa montagne pour aller dans un autre pays habiter un endroit marécageux, il ne tardera pas à contracter l'impaludisme. Mais, s'il va sous la même altitude et sous la même latitude habiter un pays montagneux, alors il pourra vivre longtemps et procréer efficacement, parce qu'il trouvera dans ce pays similaire les mêmes produits de la terre et la même atmosphère que dans son pays de naissance; l'ignium pourra se produire sous les même influences d'une assimilation similaire. A condition, pourtant, qu'il ne se produise point chez lui le phénomène appelé *spleen* et ne développe pas en lui les germes d'une affection organique, ainsi que cela se voit souvent. Lui mourra tôt, mais sa génération pourra se sauver.

Ceci me conduit à reparler des phénomènes qui se passent dans le sang, sous l'influence de la circulation. Je dirai avec Kuhlmann : « *Que le* « *sesquioxyde de fer peut servir à transporter* « *l'oxygène sur les matières organiques et en hâter* « *la destruction; cet oxyde fait, en quelque sorte,* « *fonctions de réservoir d'oxygène* ». Et c'est justement ce qui se passe dans l'acte de l'assimilation, où le sesquioxyde de fer cède l'oxygène pour se transformer en carbure ferreux et les transporter, mélangés des produits de la digestion, dans l'officine pulmonaire.

D'autre part, je dis avec Malaguti : « *Que toutes* « *les fois qu'un carbonate ou sel organique à base* « *de proxyde fer est suffisamment chauffé à l'air* « *pour qu'il y ait complète élimination de l'acide,* « *le peroxyde de fer qui en résulte est toujours très* « *magnétique* ».

Or, que devient le sesquioxyde de fer magnétique après l'acte respiratoire? J'ai déjà répondu plus haut, et maintenant je réponds avec Malaguti: quelle est la température du corps humain? 37° 1[2 centigrades; degré suffisant pour permettre à l'acide carbonique de se dégager pendant le phénomène pulmonaire et laisser l'oxyde ferreux redevenir en même temps sesquioxyde de fer très magnétique.

Messieurs les chimistes, pour leurs expériences sur les mêmes substances, ont toujours soin d'avoir exactement les mêmes éléments, la même température et le même milieu. Si, dans plusieurs expériences de même nature, les chimistes n'obtenaient pas le même résultat, c'est que la provenance et les matières n'étaient pas les mêmes, ainsi que le degré de pureté et les milieux où ils opéraient. Ce que le génie des chimistes a inventé, la nature le démontre à la perfection chez l'homme. Seulement, comme dans les laboratoires, il faut, pour que l'expérimentation puisse porter ses fruits, qu'elle se fasse dans les mêmes milieux et à l'aide de substances identiques. Si tout se passait ainsi, nous aurions l'homme tel que le Créateur l'a fait, au matériel s'entend. Mais cette intelligence qu'il lui a donnée, il s'en sert très mal et les maladies qu'il contracte ne peuvent être attribuées qu'à un défaut de coordination survenu entre ce qui est matériel et ce qui est immatériel, entre l'intellect et la matière humaine. En un mot, *Dieu a fait l'homme et l'homme a fait ses maladies.*

Si cette théorie, que j'achève de mettre au jour, devait avoir quelques chances de succès, je crois qu'elle aurait un grand retentissement. Que dis-je, elle aura forcément la priorité sur toutes les autres. J'estime que, dans ce cas, étant donné une substance médicamenteuse d'après les notions physiologiques et chimiques qui nous sont connues, il sera possible désormais de pouvoir, dans beaucoup de cas, relier et coordonner la composition chimique du médicament avec l'effet qu'on veut lui faire produire dans l'organisme tout entier.

Il y a des poisons lents qui, peu à peu, finissent par désorganiser la pile magnétique humaine en posant des entraves à la libre manifestation de l'ignium, tels que l'opium qui détermine de petites agrégations sanguines plus ou moins privées de fer, et ces agrégations finissent par obturer partiellement le calibre des vaisseaux vasculaires des centres cérébraux au point de produire une légère compression et, par suite, déterminer non plus la somnolence, comme au début, mais une surexcitation en vertu de laquelle les sens aberrés déterminent chez l'homme une sorte de bien-être digne du paradis de Mahomet. Témoin aussi le fer qui, pris à haute dose, finit par occasionner des symptômes apoplectiformes. Témoins les poisons violents, tels que le curare, le sulfate de trychnine, l'acide prussique qui, tout d'un coup et brusquement, produisent la rigidité cadavérique en provoquant une aberration subite des pôles magnétiques de l'homme. D'ailleurs, quand la mort est naturelle, j'ai dit que la dernière des choses qui mourait chez l'homme c'était le grand sympathique. Or, par ces divers poisons que je viens de citer, le tétanos rigide, en un mot la rigidité cadavérique, est brusque; le rôle du grand sympathique est brutalement interrompu et, par suite, la vie anéantie. Appliquerait-on le faradisme sur n'importe quel point du corps de ces victimes du désespoir, de la fatalité, ou d'un sujet soumis à l'expérience, j'ose affirmer d'avance qu'on ne déterminera aucune contraction musculaire.

Dans ma thèse du 10 décembre 1866, n'ai-je point

dit que les points névralgiques, dans la névralgie rhumatismale, avaient leur lieu d'élection au point où le nerf faisait un coude, comme cela se passe dans les névralgies intercostales. Mais, dans ce coude, les veines qui sillonnent au-dessous du névrilemme et côte à côte avec la substance nerveuse, ces veines se coudent en même temps que l'appareil nerveux. Donc, dans ce coude, il doit exister un frottement plus considérable qu'ailleurs, puisque la lumière du vaisseau est en partie obstruée par le rapprochement de deux faces opposées. La névralgie *à frigore* y déterminera une stase sanguine provoquée par une transition subite de la température. Le sang, sans se coaguler complètement, pourra affecter une forme semi-visqueuse et, par cela même, apporter un certain obstacle à la circulation dans la région maladive. Comme je le disais dans ma thèse inaugurale, avec Monneret, si on applique le doigt sur les points névralgiques la douleur disparaît pendant un certain temps pour reparaître peu après avec la même intensité. Dans ce simple mouvement d'observation, qu'a produit l'application du doigt? Elle a eu pour effet, par la simple pression, de chasser et de diviser ce *pseudo-coagulum* et d'empêcher la compression de la masse nerveuse. L'application du doigt cessant, le pseudo-coagulum reparaît et avec lui la compression de la masse nerveuse et du symptôme douleur. C'est à ce propos que la thérapeutique a trouvé divers procédés que je n'ai pas à analyser ici. Enfin, et pour rentrer dans le cours de mon sujet, j'ajoute que les causes qui produisent les maladies, l'homme les a trouvées dans la nature où le Créateur les avait cachées; voilà pourquoi j'ai dit, et je le répète encore, que l'homme, aidé de son intelligence, a fait naître en lui les maladies qui l'obsèdent.

Aujourd'hui on a mis une question grave à l'ordre du jour : on se demande si l'alcool ou les substances alcooliques se décomposent dans l'organisme à la suite de leur ingestion. Pour moi, je réponds hautement *oui*, elles doivent se décomposer. D'ailleurs, la composition moléculaire de l'alcool est $C^4H^6O^2$. Or, quel est le rôle de l'hydrogène dans cette décomposition ? Il doit s'emparer de deux équivalents d'oxygène et laisser le composé C^4H^4, c'est-à-dire le bicarbure d'hydrogène. Ce dernier, sous l'influence du dégagement continuel de l'étincelle magnétique animale ou ignium, se décompose en carbonne et en hydrogène. Le carbone, trouvant de l'oxygène apporté par le sesquioxyde de fer, se transforme en oxyde de carbone ou acide carbonique se combinant à l'état naissant avec les diverses parties du molimen détritus de l'assim ilation, va dans le parenchyme pulmonaire se régénérer. D'un autre côté, l'hydrogène, s'emparant de l'oxygène, se transforme en oxyde d'hydrogène qui serait éliminé de l'organisme par les glandes sudoripares ou par les reins.

Considéré ainsi, selon nous, l'alcool pourrait être assimilé à un poison pour le sang puisqu'il le surcharge d'acide carbonique et comme diurétique et diaphorétique. Seulement la fonction respiratoire ne saurait, à elle seule, suffire à l'élimination complète des composés carbonés chez les sujets qui ont fait un long usage des boissons spiritueuses. Il faut donc un surcroît d'activité dans les deux cribles organiques du sang veineux : le foie et les reins ; et, de ce surcroît d'activité, il en résulterait ce que l'anatomie pathologique constate journellement, c'est-à-dire la dégénérescence graisseuse, éminemment composée de carbures, de l'un ou de l'autre, et souvent des deux à la fois, sans préjudice des lésions qu'on trouve dans la texture des autres parenchymes.

Ne se formerait-il point dans l'acte de l'assimilation, sous l'influence de l'ignium, des chlorures de carbone, des carbures d'azote, composés éminemment délétères, dont il pourrait rester des traces dans les globules pseudo-ferrugineux que j'ai dit? Ce sont aux recherches physico-physiologiques qu'il appartient de répondre. Mais je persiste à dire que l'alcool, ingéré dans l'organisme, se décompose et dégage des gaz incompatibles avec la vie, qui produisent des manifestations morbides telles que l'autopsie nous les révèle chez les anciens alcooliques. D'ailleurs, pour ces transformations, tout est dans les meilleures conditions : carbonne, hydrogène, oxygène, matières animales azotées et pile magnétique animale, le tout en vase clos.

Je théorise, me dira-t-on ; mais où trouverait-on un laboratoire possédant, à point nommé, les éléments nécessaires à la production de pareils phénomènes. Ici, rien ne manque. Si l'officine humaine ne se comporte plus normalement, le point défectueux en est, soit à une cause extérieure ou interne qui développe la maladie dont le grand sympathique donne le symptôme douleur, et l'innervation de la vie de relation le symptôme localisation.

Dans cet ensemble que je viens d'exposer, j'ai essayé de dire, en peu de mots, l'influence relative que les trois règnes de la nature pouvaient avoir entre eux et réciproquement. Je n'ai parlé que de l'homme, comme point de mire de mon discours, et c'est pour cela que j'ai besoin, pour en arriver à mes fins, de montrer ses rapports avec tout ce qui l'entoure et l'environne. Pour en terminer : le minéral est brutalement ce qu'il est, la plante ce qu'elle peut, et l'homme ce qu'il veut. Le minéral restera toujours ce qu'il est, à moins de commotion violente; la plante, entre les mains de l'homme, pourra se définir au fur et à mesure qu'il la cultivera et en aidera la fructification; quant à l'homme, il se fera ce qu'il voudra être.

CHAPITRE III.

DES SENSATIONS.

Les extrémités des radicules du grand sympathique reçoivent, au moment précis où se développe l'ignium dans le phénomène assimilation, une impression que les centres cérébraux perçoivent et définissent. Cette impression, de fugitive qu'elle était augmente de plus en plus, au fur et à mesure qu'elle se transmet à travers les mailles du conducteur magnétique humain ou électriforme par excellence; acquiert en même temps une plus grande intensité jusqu'à ce que, dans les centres cérébraux, elle vienne prendre les noms de *sensation* et de *conception*. Qui ne voit déjà que ce fil conducteur peut être comparé à un rhéophore humain, pour en arriver à ce que j'appellerai la *bobine humaine* ou le cerveau. De même, ainsi que dans un instrument à cordes, celles-ci reçoivent l'impression des doigts, qui transmise à la caisse sonore prend une extension telle qu'elle devient un son.

De même aussi, le grand sympathique n'étant que la corde impressionnée transmet dans le renflement cérébral son impression, que ce dernier, comme un immense écho, reproduit au centuple pour la transformer en sensation.

(Dans cet acte physiologique de la transmission de l'impression, il serait bon de pouvoir se rendre compte du rôle respectif des fibres de *Remack*, de celui des cellules et de leurs prolongements. Alors, je crois, on verrait sur l'être vivant l'explication de la théorie d'Ampère sur les aimants et l'aimantation, si surtout cette impression était produite par un courant faradique.)

En un mot, plus la caisse sonore de l'instrument est perfectionnée, et plus les sons en sont purs et harmonieux. De même que plus la masse cérébrale est indemne de défauts de coordination, et plus les impressions produites sur elles par les agents extérieurs se transforment en sensations plus nettes et plus définies. Le moindre défaut dans l'instrument altèrera complètement le son, et le moindre défaut de coordination dans la masse cérébrale ne laissera percevoir qu'une aberration ou elle ne percevra rien du tout, comme dans certains cas de maladies chroniques. Et, d'ailleurs, les instrumentistes ont presque humanisé tous les instruments à cordes, en donnant le nom *d'âme* à la piéçette de bois qui maintient constamment le même degré de tension des deux planchettes sonores entre lesquelles l'air mis en vibration donne à l'organe auditif l'impression que ce dernier définit.

J'ajouterai à ce qui précède, que le grand sympathique, arrivant dans les masses cérébrales, ferait comme les grands cours d'eau, les grands fleuves terriens, qui tiennent le milieu entre l'immensité terre et l'immensité océan. Aussi, je serais tenté de donner au grand sympathique le nom de fleuve de la sensation humaine, parce qu'il tient le milieu entre l'immensité du *moi* et l'immensité de la *matière.* A mesure que les affluents nerveux lui apportent les impressions qu'ils ont reçues, son calibre augmente et la masse de cellules et de fibres s'orientant ne fait que préparer toutes les impressions ressenties, que la masse cérébrale est appelée à juger et à définir.

Les impressions sont reçues par le corps humain sous cinq *formes* ou *accès:* la vue, l'ouïe, l'odorat, le goût et le tact, autrement appelés les *cinq sens.*

Tous ces organes: l'œil, l'oreille, les fosses nasales, le palais et les extrémités digitales et peaucières donnent tous, avec une égale vitesse de circulation sympathique, au centre cérébral, la notion de l'impression qu'ils reçoivent. Il n'en saurait être autrement, vu l'assimilation que je fais de l'homme à une pile électro-magnétique.

Ces notions sont totalement différentes et inhérentes à chacun des sens.

Ampère a assimilé les aimants aux solénoïdes, et moi j'ai assimilé l'homme à une pile électrique. Ampère vit son raisonnement accepté par tous avec enthousiasme, surtout après les expériences qui furent faites. Pour moi, je ne désire qu'une chose : c'est d'avoir travaillé pour la science, et que les expériences qu'on pourra faire, en prenant pour base les diverses parties de mon discours, puissent arriver à soulever un coin du voile qui cache beaucoup de phénomènes encore inconnus, et tourner au plus grand profit de l'humanité.

Ampère à démontré l'assimilation des aimants aux solénoïdes, ai-je dit. Faraday a démontré *l'induction.* Permettez-moi, vous tous qui connaissez l'action des courants induits sur l'organisme, d'avoir voulu essayer de dévoiler la nature électro-magnétique animale de l'homme. Pour les piles, les éléments générateurs du courant sont, presque toujours, des acides en contact avec des métaux divers; et pour ma pile humaine, c'est *l'oxygène, le générateur des acides, agissant sur le fer du sang de l'homme.*

Assurément, l'idée que l'homme peut devenir à ce point magnétique et qu'il puisse avoir une influence quelconque sur ses semblables n'est pas neuve, ainsi que je l'ai dit plus haut. Mais, je ne crois à cette influence que tant qu'il y aura en présence une constitution dont la circulation présentera un état soit nerveux, soit sanguin, et surtout qui soit indemne de toute viciation morbide; en un mot dans laquelle l'équilibre des fonctions animales soit parfait, et une constitution débilitée par des affections héréditaires ou acquises. Alors, je crois qu'il peut se passer un phénomène similaire à celui de deux aimants d'inégale force mis en présence. Mais, malgré les petites expériences que j'ai pu faire à ce sujet, je répudie toutes les manœuvres charlatanesques dans lesquelles on considère les extrémités digitales comme les dents des peignes de la machine électrique. D'autant plus que s'il devait y avoir dégagement possible de fluide magnétique au-dehors, ce ne serait que de la part des grands centres; parce que dans les extrémités l'acte physico-chimique est nécessaire tout entier à la double circulation nerveuse; seul, le système oculaire pourrait être susceptible, par sa grande circulation nerveuse sympathique, de produire une sorte d'hypnotisme, semblable à celui qu'on appelle fascination chez le chat et le serpent. Certainement, dans l'œil de l'homme il existe quelque chose d'extraordinaire. On dirait que l'intelligence, la vigueur et les impressions intra-cérébrales se dégagent au vu de tous et démontrent l'homme tel qu'il pense, qu'il conçoit ou qu'il veut.

Mais, alors, quelles seraient les fonctions des diverses couches, celle des bâtonnets et celle des cônes, par exemple? Ces bâtonnets et ces cônes ne seraient-ils par hasard qu'une transformation des fibres de Remack et des cellules du grand sympathique qui viendraient s'épanouir à la surface de la rétine? Quel serait le rôle de l'humeur vitrée? Autant de questions à résoudre. J'entends bien ne point parler de la question d'optique; je ne veux parler que des sensations perçues par l'œil. De plus, dans les manifestations extérieures de l'œil, quant à ses sensations, les muscles de la face viennent aussi apporter leur tribut, ainsi que cela se passe pour les impressions reçues par l'ouïe, l'odorat ou le goût. Dans ces trois derniers organes, l'expression de la face ne serait pas aussi accentuée. Cependant le grand sympathique anime également les nerfs acoustiques, olfactifs et palatins. Pourquoi donc la même motilité, au même degré, des muscles de la face, suivant l'impression reçue par un seul sens? A cela, je répondrai que les nerfs des sens de la face ont tous leur origine à la base cérébrale, en contact immédiat du centre de répercussion des impressions sympathiques.

Ce qui explique leur rôle, c'est leur constitution particulière, ainsi que les armatures diverses dont ils sont pourvus. En outre, plus la naissance de leurs nerfs se trouve près des centres cérébraux et plus le degré d'acuité des perceptions est grand. Seul l'organe du tact est le plus éloigné des grands centres, quoiqu'il y soit rattaché par le système rachidien. Mais aussi la vitesse du courant magnétique animal est si grande que les sensations sont perçues presque instantanément par les centres cérébraux. N'était cette évaporation de la substance sudori-forme qui revêt tous les téguments externes, la sensation perçue par lui serait aussi immédiate que pour les autres sens. Ce qui prouve cette exsudation épidermique, c'est l'usage inconscient que font de leurs mains les ouvriers des hauts fourneaux quand ils les passent rapidement dans la fonte en fusion pour savoir si la coulée est bonne.

CHAPITRE IV.

DU SENS GÉNITAL ET DE LA GENÈSE DES CONSTITUTIONS.

Il existe, enfin, un sens spécial à la naissance et au développement duquel les autres concourent tous, chacun en ce qui les concerne. Ce sens a été beaucoup étudié et jamais défini complètement. Je veux parler du *sens génital.* Il a toujours été difficile et scabreux d'en parler et surtout d'en donner une définition exacte, sans exagérer les choses ou en les considérant trop peu. Beaucoup de théories ont été émises, beaucoup de choses ont été dites. Certes, l'anatomie pathologique a été étudiée au point de vue des organes et au point de vue de leurs fonctions. Je me permettrai de ne point m'occuper des ouvrages explicatifs qui ont été produits sur cette matière, pour cause d'exagération ou de nihilisme.

Je me permettrai pourtant, vu l'importance du sujet, de son obscurité complète au point de vue des résultats obtenus jusqu'à ce jour, rentrant en entier dans le sujet de ma thèse et le prenant pour point de départ, je me permettrai, dis-je, d'entrer dans le domaine de la *genèse humaine* et dans celui de la *genèse des constitutions.*

Je passerai sous silence l'étude des organes qui

concourent à la génération ; je n'étudierai que leur rôle physiologique.

Les spermatozoaires, devenus, de par l'intelligence progressive des savants, spermatozoïdes, comment ont-ils été étudiés? Les vésicules de Graaf, dans quelles conditions ont-elles été examinées? Tous deux ont été examinés dans des circonstances où l'acte de la copulation venait d'être accompli ; ou bien après avoir provoqué une turgescence anormale d'un des organes générateurs. Alors on a défini la vésicule de Graaf l'*œuf humain*, et le spermatozoïde *cil vibratile fécondant*, nageant dans le liquide spermatique.

Quelle serait la nature d'être de la vésicule de Graaf et celle du cil vibratile spermatozoïde pendant l'orgasme vénérien et, surtout, pendant le parfait accomplissement de la copulation? Nul, jusqu'ici, n'a pu le dire. On a bien surpris, sur des animaux sacrifiés dans des conditions relativement parfaites, des spermatozoïdes sur les vésicules de Graaf, et c'est tout. Mais, dans ce sacrifice, on a supprimé la vie de l'animal, et, par ce fait, on a empêché la continuation de l'acte de la procréation. S'il était possible de surprendre ces agents procréateurs pendant la vie, je crois qu'on trouverait une immense différence quant aux conclusions qu'on en a tiré jusqu'ici. Mais je déclare qu'une pareille expérience *sera toujours impossible à réaliser*, ainsi que je vais tâcher de le démontrer.

Il est vrai que dans l'expérience signalée plus haut, les tronçons du grand sympathique jouissent pendant quelque temps d'une vie relative; mais cette vie ne saurait être entière, parce que dans la détroncation sympathique qu'on a fait subir au sujet on a supprimé tout lien de continuité entre les centres cérébraux et le conducteur magnétique animal par excellence. Ce dernier n'a pu transmettre aux premiers l'impression qu'il a subie pour que le cerveau la juge et la définisse. En un mot, il n'y a eu dans le syllogisme de la conception que les deux prémisses : l'impression et la fonction sympathique. Les fonctions cérébrales, moyen terme, manquant, donc pas de conclusion.

On a pu voir un mouvement d'acheminement du cil vibratile; on l'a surpris sur l'œuf; on en a vu même dans l'intérieur, mais, ayant supprimé la cause, on a supprimé l'effet. Cet acte, que l'on croyait pouvoir définir afin de lui donner une conclusion, a été brutalement arrêté par la rupture de la communication physiologique des centres nerveux de la vie animale et de la vie de relation, et par cela j'entends que les deux systèmes nerveux étant solidaires l'un de l'autre, quand on supprime l'un, l'autre est fatalement supprimé. Ainsi qu'on vient de le voir, il sera toujours impossible aux observateurs de connaître le mode exact de la formation de l'être, parce que l'acte de la copulation accompli le Créateur reprend ses droits et nul ne les connaîtra jamais. Il a donné à l'homme et aux animaux les organes nécessaires, mais il s'est réservé les droits de dicter les lois qui président à la procréation.

Ceci dit, j'entre en matière.

L'homme et la femme sont pourvus d'organes distincts concourant au même but.

Chez l'homme, les testicules, organes générateurs du sperme, servant de véhicule aux spermatozoïdes qui, arrivés dans les vésicules séminales, sont, au moment de l'orgasme, versés dans l'urètre, alors que, de leur côté, les muscles de Wilsson se contractant, ont empêché toute communication entre l'urètre, et le réservoir urinaire, la vessie. Alors par des mouvements spasmodiques, les corps caverneux fortement dilatés, le pénis se fraye un passage dans le conduit vaginal et va lancer sur le col de l'utérus le contenu des vésicules séminales.

Du côté de la femme, dans l'orgasme vénérien, les grandes lèvres sont congestionnées, le mucus vaginal et le produit de la sécrétion des glandes de Bartholin lubréfient les parois des organes génitaux, tant internes qu'externes; le clitoris, abaissant son gland rudimentaire, « mu par la turgescence « de ces deux corps caverneux », jusqu'au niveau de la face dorsale du pénis, subit un frottement moelleux qui ne fait que continuer et augmenter l'orgasme du sens génital. De leur côté, les ovaires entrent en turgescence; les vésicules de Graaf se présentent à leur surface. L'utérus, au moment de l'éjaculation de la part du pénis, exécute un mouvement de succion qui favorise l'acheminement des spermatozoïdes vers les vésicules de Graaf qu'ils vont féconder. Le spasme terminé, tout rentre dans les conditions ordinaires, sauf chez la femme, si la copulation a été fécondante. Si oui, la femme devient mère et subit toutes les conséquences de la maternité; si non, elle redevient, moins sa défloration, à la vie ordinaire.

Quant à l'homme, comme chez la femme quand il n'y a pas eu procréation, il voit encore ses organes dans une demi turgescence qui s'éteint peu à peu. La femme, au contraire, s'il y a eu procréation, reste pendant un temps plus ou moins long dans une sorte de prostration extatique à la suite de laquelle les divers symptômes primordiaux de la grossesse commencent à se manifester.

J'ai dit, que pendant l'acte de la copulation, le clitoris chez la femme se recourbait de plus en plus au fur et à mesure que sa turgescence augmentait, jusqu'à venir toucher la face dorsale du pénis, pour en subir le frottement et le chatouillement consécutifs. Le pénis est alors fortement lubréfié par le mucus alcalin vaginal. Qui ne voit là les deux *rhéophores magnétiques humains* fermant le circuit de la pile magnétique; fermeture d'ailleurs rendue plus facile et plus complète par suite de la lubréfaction de l'organe mâle par le mucus vaginal alcalin. Cette fermeture est rendue plus complète par le contact immédiat de l'extrémité inférieure du clitoris, distendu par le sang veineux, qui vient froler et subir sa titillation à la face dorsale de l'artère dorsale de la verge. D'un côté, pôle positif; de l'autre, pôle négatif; le second, le clitoris, possédant le sang veineux; le premier, le pénis, par son artère dorsale, possédant le sang artériel ignifère. Il se passe alors entre le mâle et la femelle ce qui se passe quand on tient à la main une bouteille de Leyde, seulement le prolongement boutonné de cette dernière est représenté par le pénis avec sa terminaison glandulaire. La similitude d'action est identique puisque le courant animal est fermé vers la base du pénis, de même dans la bouteille de Leyde il est fermé à la naissance du col de cygne par un isolateur de gutta-percha ou autre; tandis que chez l'homme et la femme l'isolateur est représenté par la présence relativement considérable du système pileux dans ces régions.

L'acte matériel de la fermeture du circuit tombe sous nos sens, mais ce que nous ne pourrons jamais savoir c'est le mystère qui se passe du côté du réceptacle utérin, au moment précis de la fécondation. Oui, là s'arrêtent et s'arrêteront toujours les investigations de l'homme, parce que, pour l'acte essentiel de la fécondation et le résultat immédiat du développement de l'ignium procréateur, il n'appartient qu'à Dieu, au Créateur, de le diriger. Et d'ailleurs, quand il y a eu fécondation, est-ce qu'il ne nous semble pas avoir perdu une partie de nous-même. Cette lassitude qui lui succède, ce je ne sais quoi qui s'empare de tout notre être, ce mouvement fibrillaire qui nous agite comme si nous avions reçu le choc d'une batterie électrique, tous ces symptômes ne prouvent-ils pas surabondamment qu'il vient de se produire un fait physiologique de la plus haute importance? Tandis que s'il n'y a pas eu fécondation on ne peut ressentir que l'ombre des faits et des sensations que je viens de tracer.

Je note en passant que je me propose de revenir sur ce sujet quand il sera question des inoculations.

Telle est une des plus grandes preuves que je puisse apporter à ma théorie du magnétisme animal, sans oublier pourtant les expériences à faire que je décrirai à la fin de ce petit livre. Nous trouvons en effet, dans l'acte de la génération, les trois termes du syllogisme humain : d'un côté les organes génitaux qui sont matière; d'un autre côté l'acte immatériel et inconscient qui donne la vie à l'être, et, enfin, le grand sympathique qui anime et donne la sensibilité aux organes matériels et sexuels. Si j'ai donné à l'homme le pôle positif, c'est parce que c'est de lui que part l'impulsion du liquide fécondant pour aller, le circuit étant fermé, dégager l'ignium sur le réceptacle utérin, que je considère comme le pôle récepteur ou négatif. *J'ajoute que, tant que le circuit ne sera pas fermé par le mode que j'ai dit plus haut et malgré les impressions que l'on puisse ressentir, il n'y aura jamais fécondation.*

Après cette description sommaire, je ne me permettrai point de me livrer à une dissertation à la mode de Brantôme. Je dirai pourtant, que toutes les fois que l'acte de la génération aura été provoqué par des agissements quelconques hors nature, il ne saurait, dans l'immense majorité des cas, être productif. Si, toutefois, il le devenait à la suite de l'aberration du sens génital, produit par les nombreuses excitations que l'imagination de l'homme a pu inventer, le résultat final, la constitution de l'être procréé, serait comme nul ou mauvais. Pour un résultat final, naturel, bien défini, il faut que la nature seule soit mise en jeu par ses propres forces et non point par les nombreux moyens que la volupté bestiale a su trouver.

Pour les conditions les meilleures à remplir afin que la procréation donne des rejetons vivaces, j'estime qu'il faut : 1° une bonne constitution de la part des deux sexes, indemne de tout principe héréditaire ou acquis ; 2° le contact prolongé ou le coucher à deux.

La première condition trouvera plus bas son explication. Pour la seconde, l'ignium qui se dégage, lors de la production de l'étincelle magnétique, sur toute la surface du corps, chez l'homme, pôle positif, finit par influencer peu à peu jusqu'à l'annihiler le pôle négatif de la femme, jusqu'à ce que cette dernière soit subjuguée et possédée par l'homme. Alors toutes les fonctions sympathiques ont pour résultante la plus noble fonction de l'espèce humaine, la reproduction de soi-même. Hormis ces conditions, cette reproduction ne pourra avoir pour résultat qu'une aberration consacrée par des fausses couches ou des monstruosités. Si, pourtant, entre deux sexes très exaltés ou attirés sympathiquement, à la suite de nombreux tête à tête, la procréation pourra être efficace parce qu'elle suit les lois de la nature et que le résultat en est naturel.

Les cinq sens entrent tous en jeu pour développer la sensation ou l'impression préparatoire à la copulation.

La vue des formes arrondies et provoquantes,

des sons harmonieux qui, pénétrant par l'ouïe dans les centres cérébraux, donne naissance à une sorte de demi extase qui réagit sur le système de la vie animale et met l'homme dans un état voisin de l'exaltation. Pour l'ouïe, il y a encore l'audition de chansons obscènes qui portent la turgescence dans le sens génital. Les senteurs pénétrantes aphrodisiaques jouent le même rôle quant à ce qui concerne les organes de la génération.

Le goût, par lui-même, n'a presque pas d'action; cependant il entre en ligne de compte parce qu'il a démontré au libidineux, dans un souper fin, que les mets les plus exquis et les vins les plus capiteux et les plus généreux provoquaient par eux-mêmes une surexcitation anormale de l'organisme. En effet, les vapeurs de l'alcool et la respiration dans le milieu où l'on se trouve finissent par développer une turgescence congestionnelle, tenant du milieu où l'on vit et des impressions reçues par les autres sens précités. Enfin, le tact achève de porter à son comble le degré de perversion du sens génital. L'ouïe, le goût, l'odorat, ne sauraient être considérés que comme accessoires. Les principaux rôles sont réservés à la vue et au tact.

Je considère les cinq sens comme des centres pourvus d'une circulation veineuse et artérielle considérable et, partant, d'être le siège d'un développement très grand de magnétisme animal. En effet, ils sont tous pourvus d'une vascularisation très riche, de sorte que la production de l'étincelle magnétique ou ignium consécutif se fait dans une très grande proportion, par rapport au reste de l'organisme.

Je suppose un instant que le tableau que je viens de retracer ci-dessus, c'est-à-dire le mode d'excitation des cinq sens, n'ait point de suite copulatrice, est-ce à dire pour cela que l'impression produite disparaisse complètement ?

A cela, je répondrai non. En effet, qui de nous, à la suite d'un repas copieux suivi d'un bal ou de théâtre ne se trouve quelquefois, pendant la nuit, dans un état de turgescence des organes génitaux par suite de laquelle il pourra y avoir une éjaculation inconsciente. Assurément, ce ne sont point les attouchements d'un voisinage charnel qui auront pu provoquer ce spasme. Il faut donc que l'impression de la soirée soit restée en quelque sorte gravée dans les centres cérébraux et surtout dans la substance grise, renflement spécial du grand sympathique, pour que, dans un rêve, il puisse y avoir eu un rapprochement hypothétique et faux. Le même effet se produit chez l'homme et chez la femme, surtout quand, dans leurs rêves nocturnes, apparaît à leur imagination aberrée le fantôme ou la forme d'un être d'un autre sexe qu'ils auront convoité à l'état de veille. Enfin, pour terminer cette parenthèse, j'ajouterai que parfois, le matin, au réveil, dans un état de plénitude de la vessie, il peut arriver qu'il y ait une certaine surexcitation dans les organes génitaux. Mais je conclus en disant que toutes ces turgescences et toutes ces surexcitations vénériennes ne sauraient en arriver à la procréation, si toutefois on en pouvait consommer l'acte.

Donc, d'après moi, pour que l'être soit procréé, il faut que l'homme et la femme soient dans un état de turgescence naturel et non provoqué. En un mot, il faut que l'étincelle magnétique animale et l'ignium procréateur soient développés par les seules forces de la nature et non à la suite des agissements factices dont je viens de parler.

Mais dans cet acte de fécondation, au moment précis où il se consomme, le spermatozoïde arrive sur la vésicule de Graaf; c'est alors qu'on voit se produire cette innervation inhérente à toute conception. Certes, cette annihilation de soi peut bien se produire dans tous les actes de copulation, mais, s'il n'y a pas de conception, un seul des deux êtres y participe ou tous les deux inégalement; c'est ce que j'appellerai l'*aberration de la conception*, qui peut se produire à la suite d'une idée incidente, la peur d'être surpris, par exemple, plus forte que la passion qui, pendant l'acte de la copulation, peut surgir dans l'esprit de l'un des co-participants.

Si l'on me demandait : étant donnés un homme ou une femme à l'état sain, ayant été privés pendant leur vie d'un membre ou ayant été atteints d'une affection aiguë, comme une pneumonie, par exemple, peuvent-ils communiquer par leur ignium procréateur, au moment de la conception, à leur génération, leur affection traumatique; les enfants apporteraient-ils en eux, en naissant, le germe de ces affections? Je répondrai, non. D'un autre côté, si on me posait la question suivante : un homme ou une femme nés de parents portant en eux le germe d'une maladie telle que la syphilis, la phtisie, la scrofule, peuvent-ils être entachés des mêmes manifestations morbides et peuvent-ils la transmettre à leurs descendants? Je répondrais oui.

Certainement que l'homme ou la femme nés de parents sains et sains eux-mêmes en naissant peuvent acquérir, pendant le cours de leur vie, des principes morbides qui deviendraient héréditaires. Mais cela ne pourra exister qu'à la suite d'un travail lent et continuel qui finit par détériorer la pile magnétique humaine et donnera à la masse du grand sympathique, ainsi qu'aux centres cérébraux, une orientation différente de celle de l'état normal persistante, telle que dans l'acte vital de la procréation elle est susceptible d'être transmise à l'être procréé pour déterminer plus tard, chez lui, les mêmes manifestations morbides qu'ils ont contractées pendant leur vie. Tel serait, à mon sens, le principe de l'hérédité. Ce principe, quoique *formel*, peut pourtant être atténué chez les premiers descendants par une bonne éducation, un régime substantiel, une gymnastique modérée et persistante de tous les jours, et sans trop exagérer l'essor de l'intelligence, ne pas négliger de faire marcher de front la culture de l'esprit et celle du corps.

Mens sana in corpore sano, a dit le grand Hippocrate, tel est le but que l'on doit se proposer d'atteindre; tel est le principe d'équilibre des fonctions humaines qui nous est dicté depuis près de vingt siècles.

Qu'importe que la constitution du nouveau-né

soit entachée d'aberration magnétique héréditaire. Sous l'influence des perturbations de l'atmosphère, l'aiguille aimantée subit des transformations considérables, jusqu'à la complète aberration des pôles; aberration qui peut être détruite par une nouvelle aimantation. Eh bien! si on veut détruire l'aberration magnétique des pôles chez l'homme, on trouvera, comme isolateur très efficace, l'abstention aussi complète que possible de toutes ces passions mondaines et de tous ces plaisirs efféminés, que tous les jours la civilisation actuelle nous verse à pleines coupes.

Quel tableau navrant que de voir des jeunes hommes et des jeunes femmes se promenant le long des grandes artères d'une grande ville, le front blême, l'œil cave, la bouche libidineuse, la démarche mal assurée. Tels sont les stigmates du vice et de la corruption, qui ne sont, à nos yeux, que *l'emblème de l'aberration de la circulation magnétique animale.*

L'ignium est complètement dépravé chez eux. Nulles forces, nul éclat dans leurs yeux, si ce n'est un reflet vitreux qui semble rejeter l'accès de toute impression extérieure. On dirait un regard atone et glacial à la fois, tant il a peu d'expression et tant il a de fixité. On dirait qu'il y a quelque chose qui manque; et ce qui manque, c'est l'expression vraie et franche du regard, tandis qu'il n'y a qu'une expression *virtuelle et fausse.* Désormais, chez eux, l'œil n'est plus le miroir de l'âme; il est insensible à tout, excepté à la conception du vice. Tout au plus si dans leurs membres on aperçoit un mouvement de locomotion nerveuse, saccadée, qu'on dirait être provoquée par les secousses d'une pile voltaïque. On tient leurs regards pour insolents parce que l'œil est atone et que ce regard ne peut être compris que par leurs pareils. Leur démarche est affectée, raide, tremblottante; on croirait volontiers voir des gens atteints de *tabœs dorsalis*, et je crois que, dans la plupart des cas, c'est la vérité; conséquence probable, que dis-je, certaine, *des plaisirs de Lesbos*, ou *de la déchéance de Cythère.*

Cependant, ces jeunes gens, ces jeunes femmes, sont nés de parents bien constitués, chez lesquels la circulation magnétique présentait la meilleure garantie de procréation. Leurs enfants, jusqu'à un certain âge, ont joui de la santé héréditaire. Mais, livrés à eux-mêmes, ils ont suivi le torrent de la mode et de la civilisation pour tomber dans un cloaque infect où l'on heurte le vice à chaque pas. Ils ne sont plus eux-mêmes, ils sont une chose, et cette chose, après avoir eu un moment d'épanouissement, tombe dans la fange des excès d'où elle ne se relèvera jamais. Si, pourtant, il peut se faire que dans cette tempête humaine, vicieuse, il puisse y avoir quelques naufragés qui soient rappelés à la vie naturelle et normale. Qu'apporteraient-ils en eux qui puisse les rendre à la saine humanité? Tout au plus quelques loques de santé et quelques bribes d'intelligence qu'ils n'auraient pu ou pas su laisser au fond de l'abîme.

Dans quelles conditions voulez-vous que ce nouveau venu dans la saine société puisse vivre parmi ses semblables qu'il n'aurait jamais dû quitter, même pour un temps très court? Il y revient comme la pénombre de lui-même; ses sens sont blasés, ses appétits désordonnés, qu'il essaie d'étouffer, mais qui, toujours, percent dans ses discours. Supposons que malgré toute son inconduite il ait réussi à conserver beaucoup; s'il veut convoler à une union, certes, il ne lui manquera pas de partis, surtout si sa fortune n'a pas fait naufrage avec lui. N'eût-il qu'un titre nobiliaire, un riche financier sera toujours prêt à lui redorer son blason en échange de son titre. Les conséquences de cette union, quelles peuvent-elles être? *Mauvaises ou néfastes, à tous les points de vue.*

Je ne parle pas de l'intérieur de famille, mais je parle au point de vue de la procréation qui est mon sujet.

A la suite de tant d'excès de toutes sortes, soutiendra-t-on que cet homme ou cette femme soient encore en pleine possession des facultés vitales que des parents sains leur ont laissées, leur ont données en naissant? Non. L'aberration du grand sympathique est survenue peu à peu et a laissé, dans la transmission de l'influx magnétique, des obstacles qui ne sont rien moins que la conséquence de la dépravation. Donc, l'acte de la copulation ne saurait être qu'une *habitude* et non une chose naturelle, et s'il y a procréation elle ne saurait être rien moins que défectueuse. De là, ces constitutions débilitées ou rachitiques que l'on observe aujourd'hui par centaines. De là, chez la femme, ces fausses couches, ces avortements, et, pour la grande majorité des cas, ces déviations de l'utérus qui, quelquefois, sont ou peuvent être assimilées à une infirmité.

Supposons que l'enfant vive et qu'il soit soumis à des règles sévères, comme je l'ai dit plus haut, alors peut-être pourrait-on conserver chez lui ce *reste* transmis par des ascendants que ces derniers ont sauvés du naufrage; c'est-à-dire ranimer chez l'enfant ce qui s'éteignait chez le père et la mère : la vie normale et naturelle. Alors, la véritable race réapparaît sous toutes ses formes et le sang des aïeux reparaît. Que l'éducation continue cette première œuvre et la race est sauvée.

Ce que je conseille ici pour l'espèce humaine, les arboriculteurs le font pour leurs plantations. Ils opèrent en prenant de jeunes pousses ou de jeunes branches sur un sujet dont les signes de vétusté rongent le pied au collet, le point précis où l'arbre ou arbuste se joint aux racines.

Il arrive souvent que l'on puisse trouver de jeunes hommes et de jeunes femmes ayant sur leur visage ou dans leurs allures, quel que soit le déguisement que revête leur corps, il arrive, dis-je, que dans leur port ou leur maintien on puisse constater quelque chose de particulier qui en impose. Malgré la coloration de leur facies, malgré les quelques irrégularités de maintien vis-à-vis de la nation parmi laquelle on les aperçoit, la première impression est de dire : voilà des étrangers. Ils viennent d'un pays où la vie n'est pas la même que la nôtre. Leur sol a produit pour eux toutes autres substances assimilables que la nôtre, et, le climat aidant, leur vie s'est conformée à leur nature d'être. Ces hommes et ces femmes ont vécu de la vie que leur donnait l'assimilation de substances alimentaires nées et ayant fructifié sous le même climat, ayant pour conséquence le développement de l'ignium.

Ce développement, qui s'est fait sous d'autres climats et dans d'autres milieux, est inhérent à leur constitution et donne aux sens de la face surtout une expression particulière qu'on appelle *type*. Ce type consiste en un éclat particulier des yeux, appuyé par une certaine conformation de visage qui, en somme, démontre la race. Que ces hommes ou ces femmes, possédant ces empreintes physiologiques, viennent à mélanger leur sang avec d'autres types, nous aurons là le croisement des races chez lesquelles le type homme sera toujours plus durable que celui de la femme, parce que l'homme est le pôle positif impulseur et la femme le pôle négatif récepteur. En un mot, la femme cède à l'être procréé tout ce que l'homme lui a donné, c'est-à-dire l'ignium, en lui donnant toutefois abri, protection et nutrition dans son sein. Je ne veux pas dire pour cela que la femme, par sa circulation magnétique, ne concoure en rien à la vie de l'être; mais je dis que, si la force procréatrice chez l'homme est représentée par le chiffre « 5 », chez la femme elle est représentée par le chiffre « 4 ».

Sur quelque *tellus* que ce soit et sous n'importe quelque climat que ce soit, que l'impulsion magnétique de l'homme soit provoquée, elle concourt toujours à la vie de l'être et à sa procréation. Il y a des climats, les climats méridionaux, par exemple, où le tempérament de la vitalité peut atteindre un degré tel que l'élément magnétique peut donner lieu, sous certaines latitudes, à une organisation violente, quoique raisonnée, qui, à son tour, développant les facultés mentales de l'être, lui impriment un caractère *sui generis*. Dans les climats chauds, ce caractère est violent et emporté; dans la zone moyenne, le caractère de l'homme se plie aux circonstances; il est pour ainsi dire inégal et manque de franchise; dans la zone du Nord, on trouve un semblant d'affadissement de laisser aller qui en impose trop souvent et qui ne donne naissance qu'à un caractère trompeur et trop souvent, parce qu'ils le veulent bien, à côté de la vérité.

Dans le premier cas, les actes sont brutaux et quelquefois inconscients; dans le second ils sont réfléchis, mais emprcints d'une certaine défiance réciproque, et dans le troisième ils sont réfléchis et froids comme leur climat. Qui ne voit dans cet exposé sommaire des divers caractères humains, suivant les latitudes, le rapport entre les productions telluriques et les organisations humaines. En condensant ma pensée et au figuré, je me crois en droit de dire que sous la zone torride l'homme absorbe les sucs de la terre sous forme d'*extrait alcoolique*, dans la zone moyenne sous forme d'*extrait gommeux* et dans la région septentrionale sous forme d'*extrait aqueux*. J'ajouterai que le mélange et l'abus calculé de ces trois modes d'absorption des produits du tellus entraîne comme conséquence inévitable la manifestation de cet isolateur dont je viens de parler à propos de la genèse des constitutions. Après cette digression, passons au rôle de la femme en particulier.

De même que l'homme, la femme est sujette aussi aux aberrations du sens génital et qui a pour conséquence, malheureusement, souvent et surtout de nos jours, une procréation fausse, aberrée ou incomplète. Je ne parlerai point des manœuvres frauduleuses qu'à l'instar de l'homme elles peuvent exercer sur elles avant la menstruation. Je partirai de cette époque.

A ce moment, les organes génitaux entrent en turgescence périodique qui se manifeste par un écoulement sanguinolent naturel. Je dis naturel, parce que la nature commence à demander le rapprochement des deux sexes. La période terminée, tout rentre dans le silence. De gradation en gradation, ce besoin naturel de l'espèce se fait sentir de plus en plus impérieusement ; la vésicule de Graaf se déchire, laisse échapper l'ovule qui est élaboré et expulsé sans accouplement, mais en laissant au fur et à mesure une somme de surexcitation devers le grand sympathique, qui n'attend qu'une procréation efficace pour se relâcher d'un seul coup et laisser à la nature le soin de faire le reste.

Mais non, la procréation ne survient pas, et pour cause ; c'est que la morale et la civilisation ont tellement élevé l'homme et la femme au-dessus de la brute que, les spasmes menstruels se répétant, la nature finit par se révolter. Ajoutez à cela l'influence des cinq sens, chacun en ce qui les concerne, vous voyez apparaître un commencement d'aspiration vers l'inconnu. En même temps que ces troubles fonctionnels se font jour, il peut survenir une cause occasionnelle, incitatrice, telle que les romances lascives, des paroles dites avec une harmonie qui touche au cœur, et le premier venu peut remporter la victoire.

Mais il y a des caractères qui ne se laissent point aller si facilement. La religion d'un côté, l'esprit de famille et le respect de soi-même ensuite, sont là pour juguler les efforts de la nature. Celle-ci, continue toujours son œuvre en aveugle; elle a ses lois, il faut qu'elles s'accomplissent ou bien elle se révolte. En effet, c'est ce qui arrive. La membrane interne de l'utérus, objet d'une congestion et d'une passion inassouvie, finit par s'ulcérer et donner naissance à un écoulement sanieux qui lui est propre, et plus l'écoulement en est abondant sur les lèvres du col, plus il a pour conséquence de faire naître des ragades et des excoriations qui provochez le sujet atteint l'apparition d'actions réflexes, en nombre excessivement variable. Dans ces circonstances, il n'est point possible que la procréation puisse se faire, ainsi que cela arrive à la suite des catarrhes du col ou des affections de l'arbre de vie. Car il y a là une affection chronique qu'on aurait pu empêcher de se produire dès le début, alors que l'utérus ne demandait qu'à suivre les lois de la nature. Supposons un instant qu'il puisse y avoir procréation elle aura lieu au moins dans des circonstances fâcheuses pour l'acheminement des spermatozoïdes, et la gestation ne se pourra jamais bien faire, vu l'état général antérieur et celui du système génital.

J'écourte à dessein ces descriptions, par respect pour la morale; je passe sous silence le rappel des théories qui n'auraient jamais dû voir le jour. Je ne parle pas au point de vue charnel, mais au point de vue de la science et rien que de la science. Je pourrais dire que chez le prêtre, le cénobite et les sœurs cloîtrées il peut, *par droit de nature*, se passer des faits identiques. Mais me renfermant en entier dans le respect pour tous, de toutes les convictions et de toutes les conceptions de leur intelligence, je reste neutre pour donner une conclusion soit matérielle, soit immatérielle; je ne me permets que d'en tirer un raisonnement mixte, qui conclut pour moi infailliblement au rapport et à l'agrégation de ce qui est matière et de ce qui ne l'est pas.

J'ai dit plus haut que Dieu avait fait l'homme et que l'homme avait fait ses maladies. N'est-ce pas assez dire, sans entrer dans des discussions interminables, où trop souvent la raison mondaine ou des convenances prime le droit? Je laisse à chacun le libre arbitre de sa pensée et de ses convictions; je ne prendrai jamais sur moi de prophétiser de quelque façon que ce soit pour égarer à mon endroit des esprits justes. L'homme prêtre et l'homme laïque ont fait ce qu'ils ont voulu. Quant à moi, je n'examine que scientifiquement *l'homme roi de la création.*

CHAPITRE V.

DES INOCULATIONS.

J'ai parlé plus haut, des globules blancs anémiques ou pseudo-ferriques du sang, et je n'en parlerai dans la suite que comme pouvant être régénérés; c'est-à-dire que je les considérerai à l'état latent, capables d'être complètement transfigurés et ramenés à leur premier état vital, sous une influence incitatrice quelconque. Ces globules, que j'ai comparés à la cendre du bois qui a brûlé, trouvent ici leur place pour que nous discutions ce qu'ils peuvent devenir après avoir satisfait à la nutrition et à la fonction de la pile humaine. J'ai dit que sous l'influence du fer ils peuvent se raviver; mais, dans certaines conditions morbides, ne pourraient-ils point dégénérer et acquérir une propriété telle qu'ils puissent engendrer, dans une autre circulation, un excitant qui mette cette dernière à l'abri d'une infection morbide.

Je l'ai déjà dit, les insectes morbifères, je ne les admets en aucune façon que comme le résultat d'une surexcitation d'esprits anémiés ou fatigués, et je conçois que quand on a beaucoup veillé pour rechercher des causes inconnues, il puisse se produire dans le cerveau de ces travailleurs un mouvement fibrillaire qui obscurcit la saine raison.

Et d'abord, pour qu'un insecte puisse vivre, il lui faut de l'air, de la chaleur et de la lumière. L'air n'existe point dans la circulation sanguine, la chaleur que le sang peut donner pourrait être tout au plus suffisante pour la vie de l'insecte; quant à la lumière, elle est nulle. Mais, me dira-t-on, il y a des animaux qui peuvent séjourner pendant un certain temps, sans même posséder ces causes de vitalité. D'accord pourvu qu'on n'arrive point à faire naître dans le corps de l'homme des animaux hibernants. D'ailleurs, sont-ce des insectes ailés, il leur faudrait faire des élytres, des antennes, en un mot les construire et les faire de toutes pièces pour qu'ils puissent vivre dans un milieu irrespirable, chose impossible. Je fais la part de l'invention et celle de la théorie, mais je n'admettrai jamais ces microzoaires inventés à plaisir pour les besoins d'une cause.

On m'objectera que le ténia vit dans l'homme et y arrive à l'état de vers parfait; mais le ténia n'est point dans le sang, il est dans l'intestin; il n'est que la résultante de l'ingestion des substances mal digérées ou mal cuites. Ce fait accidentel se passe de commentaires. Ensuite, le ténia a besoin d'une transformation pour se développer; il est cysticerque chez le porc, et devient ténia chez l'homme, c'est une sorte de greffe accidentelle. Mais il peut se passer pour les inoculations ce qui se passe de par les viandes ténifères; seulement la greffe se ferait non par les crochets ou les ventouses, mais par la pointe d'une lancette. De plus, le parasite est complètement en dehors de la circulation sanguine et il ne fait qu'absorber le plus pur de la digestion; tandis que par l'inoculation on introduit non pas fortuitement, mais dans un but défini, un principe qui vient d'une autre circulation. Enfin il est et il demeure démontré qu'un insecte quelconque proprement dit ne saurait exister dans le torrent circulatoire.

D'un autre côté, il faut concevoir qu'il puisse se former dans l'économie des principes délétères qui, dans certaines circonstances, peuvent se transmettre par l'inoculation. D'ailleurs, M. Pasteur vient de prouver tout récemment cette opinion. Il a pris dans le sang ou dans les exsudats d'un animal charbonneux des corpuscules qu'il a, pour ainsi dire, élevés et expurgés du principe morbifère dont ils étaient le véhicule, pour, après les avoir inoculés à un certain nombre d'animaux, faire la contre-expérience. En un mot, tout le monde scientifique le sait, il a vacciné avec ce qu'il a appelé des microbes charbonneux expurgés un certain nombre de sujets; puis prenant des animaux sains en nombre égal avec les animaux vaccinés il a inoculé le virus charbonneux infectant. Ceux des animaux qui avaient été vaccinés ont été indemnes de toutes conséquences, et ceux qui ne l'avaient pas été sont morts du charbon.

Immense et glorieuse expérience; je m'en sers à

l'appui de ma méthode pour la confirmer et dire quel peut être le rôle dans une économie des globules sanguins dégénérés.

Les microbes de M. Pasteur ne sont autre chose que des éléments de la pile humaine, ou des globules sanguins détériorés par une orientation magnétique morbide qui, après avoir traversé le crible pulmonaire, sont venus à l'intérieur désorienter la pile entière à l'état sain, en jetant le trouble parmi tous ses éléments. Le grand sympathique ne recevant désormais qu'un ignium aberré et nuisible à son bon fonctionnement, réagit sur eux et, par le système ganglionnaire vaso-moteur, les rejette par action réflexe dans les *dépotoirs* dont je vais parler, ou dans les glandes sécrétoires, pour qu'ils soient déversés au dehors.

M. Pasteur prend ses microbes morbifères; à l'aide de l'oxygène qui manquait dans le milieu où ces globules ont été dégénérés, les remet dans le même état physiologique qu'auparavant. Mais ils conserveront encore la propriété d'impressionner la pile magnétique, pour développer une orientation *lente* prémonitoire qui défiera une orientation brusque morbide. De là, l'inocuité des êtres vaccinés.

Que sont donc ces ganglions strumeux que l'on observe sur certains sujets? De quelle nature sont-ils? Que renferment-ils? Ce sont tout simplement des poches *de structure particulière*, qui ressemblent à des *kystes*; résultat d'une manifestation vitale magnétique viciée, et qui ne contiennent que des leucocytes impropres à la vie. En effet, la nature, par ses propres forces, cherche toujours à se débarrasser des principes incompatibles avec le bon fonctionnement réciproque de ses divers éléments. D'ailleurs, le traitement tonique et reconstituant, que la thérapeutique prescrit en pareil cas, suffit pour sanctionner ce que j'avance. De tous les traitements usités, le principal et le plus général de tous consiste dans l'administration du fer, sous quelque forme que ce soit. Pourquoi cette administration *quasi-inconsciente du fer?* A cela, je réponds: *C'est pour redonner aux leucocytes ou globules sanguins pseudo-ferrugineux, le fer qui leur manque*, et que, par son absorption par les veines allant dans l'officine pulmonaire, régénérés, ils puissent, en rentrant dans l'organisme, reprendre la place qu'ils y occupaient avant et recommencer à jouer le rôle qu'ils y avaient rempli.

Cette expurgation ne saurait être complète. En effet, sous quelle influence ces microbes-globules fermentiscibles se sont-ils formés comme déchets du sang? C'est certainement sous l'influence de la pile magnétique animale. On aura beau s'efforcer d'éteindre en eux ce principe morbifique qu'ils ont acquis physiologiquement, ils garderont toujours une certaine orientation qui sera capable de désorienter d'une façon prophylactique une pile magnétique prochaine. En résumé, par l'orientation morbifère, le vase clos et les principes agissant à l'état naissant ne sauraient être remplacés complétement par une expérimentation, quelque méticuleuse qu'elle soit, pour faire renaître en toute sincérité chez ces globules leurs propriétés naturelles primitives, détériorées par la poussée morbide.

Tant que l'état strumeux a de durée, les fonctions de la pile humaine sont aberrées, et c'est alors que sont chassés ces globules privés de fer dans des lieux d'élection, à portée du chirurgien pour qu'il puisse en débarrasser le sujet par les divers modes opératoires usités. Tant que le ganglion ne s'abcède point, qu'il y a un peu de rénittence à la palpation, on peut espérer par un traitement local, aidé d'un traitement général, de le faire disparaître. Cette concordance d'action arrive quelquefois, si pourtant ces ganglites symptomatiques sont traitées avant que la misère physiologique n'ait envahi l'organisme en entier. En effet, tandis que le sang régénéré par le traitement approprié revivifie les globules pseudo-ferrugineux renfermés dans ces kystes ou dépotoirs constitutionnels, de son côté un traitement astringent ou fondant externe recroqueville la surface cutanée, fait resserrer les mailles du derme qui recouvre ce ganglion et, par cette action extérieure physico-physiologique, on exercera une compression en masse sur la totalité des globules morbides qui en aide le retour dans la circulation générale par leur absorption quasi-mécaniques, par les veines et les vaisseaux lymphatiques.

D'ailleurs, si nos souvenirs sont précis, ces globules pseudo-ferriques ou anémiques offrent un diamètre plus considérable que les globules sanguins sains. Par l'action du fer à l'état de sesquioxyde, ils reprennent leurs premières dimensions et leur acheminement dans le torrent circulatoire est rendu plus facile.

Si, au contraire, la fluctuation se manifeste, c'est que l'organisme veut se débarrasser de ces leucocytes dégénérés et qui ne sauraient plus jamais, malgré le traitement, reprendre leurs fonctions magnétiques. En un mot, cette cendre du sang ne peut plus vivre malgré l'ingestion du fer. C'est alors que le rôle du chirurgien commence.

Qu'est-ce donc que le *cow-pox?* C'est une frambœsia purulente, abcédée, qui est composée de plusieurs compartiments kystiques renfermant des leucocytes pseudo-ferrugineux. Du moment qu'il y a abcès, il y a eu forcément un mouvement fébrile provoqué par la présence dans le sang de substances incompatibles avec la vie de l'être. La pile magnétique a voulu se débarrasser de ce qui entravait son fonctionnement, l'a rejeté dans des poches ou kystes qui siègent en grand nombre dans la région mammaire. Une chose qui me préoccupe, c'est la coïncidence de l'apparition du cow-pox avec la puberté. Les besoins naturels de la procréation n'entreraient-ils point en ligne de compte pour sa formation? Je sais bien qu'on en trouve assez souvent chez les vaches qui ont vêlé plusieurs fois. Mais, si ces vaches produisent du lait depuis longtemps, est-ce que pour ce fait les besoins naturels de la procréation ne devraient plus se faire sentir? Tel est le problème que je me pose. Je crois pourtant que cette force, cette vertu inoculatrice du virus *jennérien* doit provenir de l'état magnétique animal du sujet qui le produit. Et quel est le moment où la pile magnétique est à son apogée d'action ; je crois fermement que c'est au moment où la nature exprime le besoin impérieux de la procréation, c'est-à-dire le printemps.

Les leucocytes purulents ou non fébriles de la strume ne seront jamais inoculables, et les leucocytes provenant d'un état fébrile pourront l'être. Dans la strume, il n'y a point, ou très peu, de travail inflammatoire, de là la dénomination *d'humeurs froides ;* ce sont des ganglions qui, peu à peu, servent de dépotoirs au trop plein de l'inutilité organique ; ils sont, en quelque sorte, un émonctoire morbide. Tandis que dans ces poches ou kystes fébriles remplis de leucocytes, qui n'ont pas tout à fait perdu leur propriété magnétique entretenue par l'état morbide, il peut se faire et il se fait que leur inoculation produise chez un autre sujet un certain trouble de l'organisme.

En effet, j'ai dit plus haut que dans le phénomène qu'il est convenu d'appeler fièvre il y avait une plus grande accélération du pouls et, partant, une production plus grande d'étincelles magnétiques ou d'ignium, suivant le plus ou moins grand degré de l'état fébrile. Or, que se passe-t-il après l'inoculation du cow-pox, à la suite d'un certain stade qu'on appelle *incubation?* Il se produit un symptôme fièvre au moment où la rougeur de la piqûre augmente, et qui bientôt fait place à une pustule alvéolée qui va s'agrandissant jusqu'à la période de suppuration.

Que s'est-il passé depuis le moment de l'inoculation jusqu'à l'éclosion de cette frambœsia purulente?

Par la piqûre, on a introduit dans les mailles du derme un principe fébrile que j'appellerai volontiers fermentiscible, qui est absorbé par les veines et les vaisseaux lymphatiques pour aller dans les poumons subir la combustion physiologique, à la suite de laquelle, au bout de quatre jours au plus, il se développe des symptômes fébriles si la vaccination a réussi, et du sixième au septième jour, la pustule ou frambœsia purulente est dans son complet développement et est par conséquent inoculable. Mais pour que cette inoculation puisse être productive, il faut qu'il y ait encore chez le sujet un mouvement fébrile et que la base de la pustule présente une aréole inflammatoire. — Je sais bien que l'on conserve le vaccin sur plaques ou dans des tubes cappillaires, mais se servant d'un pareil mode de transmission jennérienne, les déceptions sont nombreuses. Aussi tous les praticiens le savent: si le vaccin est liquide, il présente de bonnes conditions; si quelque globule d'air vient à être renfermé entre les plaques ou dans les tubes, c'est une mauvaise condition, le vaccin ne présente aucune sécurité, à moins qu'il reste dans le centre de la masse une portion encore semi-liquide ou purulente.

Ceci s'explique parfaitement; tant qu'il y a du sérum isolateur qui puisse servir de véhicule aux leucocytes vaccinifères, l'inoculation pourra être parfaitement productive. Mais que l'action de l'air extérieur vienne en contact avec ces mêmes leucocytes, leur reste d'ignium sera détruit. Car il faut remarquer que pour la production ou l'entretien de *l'ignium à l'état latent* il faut que l'oxygène opère en vases clos et dans un milieu tempéré, ce qui n'arrive pas de la part de l'oxygène atmosphérique qui n'est pas à l'état naissant et opère dans un vase communiquant. C'est pour cela que j'ai noté, en passant, les avaries dont étaient susceptibles ces tubes ou ces verres de vaccin qui subissent un transport de plus ou moins grande durée.

Je sais bien, et j'ai moi-même plusieurs fois fait l'expérience, que l'on peut obtenir des semblants de frambœsia vaccinale avec du vaccin desséché ; mais si on prend du pus qui en est la conséquence, de ces semblants de leucocytes vaccinifères, on ne pourra jamais inoculer de vaccin efficace, ni provoquer à l'endroit de la piqûre la manifestation de la vaccine. Il peut y avoir eu une fièvre locale provoquée par la présence dans le circuit sanguin d'un corps étranger, mais il n'y a pas eu de fièvre, ni d'imprégnation générale.

Je m'explique : tant que le sérum sera liquide et pourra servir de véhicule aux leucocytes il n'aura pas perdu son alcalinité tout entière et pourra aider ces mêmes leucocytes à produire une certaine fermentation dans un sang voisin ; fermentation magnétique qu'il est convenu d'appeler vaccination. Dans ce cas, *le virus inoculateur des verres ou du tube pourrait être considéré comme un assemblage d'éléments de pile magnétique vivace portative, agissant sur une pile magnétique physiologique.*

Quelles sont les transformations que peuvent subir les globules du sang pour devenir d'abord leucocytes, globules pseudo-ferrugineux, ou enfin *microbes inoculables.*

Je laisse aux expérimentateurs de physiologie le soin de déterminer cette migration et cette transformation. Il est appert un fait capital: c'est que pour que toute inoculation puisse réussir il faut que le *symptôme fièvre* apparaisse. Car nous l'avons dit, le symptôme fièvre n'est qu'une manifestation résultant d'une plus grande activité de la circulation, due à une impression anormale des radicules du grand sympathique. D'ailleurs, dans l'acte de la vaccination ce n'est qu'un stimulus magnétique animal qu'on introduit dans la circulation pour augmenter ou produire une orientation de l'ignium et pour en arriver à ce que, par la respiration pulmonaire, cette dernière puisse quand même trier dans l'air vicié son oxygène indemne de toute viciation.

Quand on se trouve dans la chambre d'un malade varioleux, il y a une certaine odeur qui impressionne la muqueuse nasale. Cette odeur ne provient que du remplacement de l'oxygène dans les *vacuoles* de l'atmosphère par des principes carbonatés et azotés qui se dégagent de la fermentation du pus des pustules varioliques. Ayant déjà fait le procès des animalcules aériens, je n'y reviendrai pas. C'est cette absence d'air oxygéné, ce sont ces veilles et ces sollicitudes nécessitées par la parenté avec les malades qui favorisent ce que l'on décore du nom de *contagion.* Mais me dira-t-on, comment se fait-il qu'il puisse y avoir *contagion*? Je répondrai avec ce que je dirai à propos du choléra, que le mot épidémie, par son nom seul, veut dire sur le peuple ou dans la classe pauvre, parce que dans le milieu qu'elle habite l'air oxygéné n'existe rien moins qu'à l'état *pur*.

J'ajouterai, et pour rentrer dans ma thèse du magnétisme animal, qu'il faut pour expliquer la perturbation de la santé *tenir en grande ligne de compte* la nature des aliments dont on fait usage, ainsi que de leur provenance. J'ai dit plus haut que si la terre donnait une production de fruits de mauvaise qualité, suivant les perturbations atmosphériques, *la nourriture n'étant pas en rapport avec les besoins de l'organisme, l'ignium ne pouvait se développer normalement*, et j'insiste encore sur ce fait que *j'affirme de plus en plus.*

Si la circulation n'est pas *sincèrement* efficace pour le maintien de l'équilibre des fonctions vitales, c'est le système de la vie animale qui en reçoit le premier le contre-coup, pour le manifester au dehors par l'intermédiaire du système de relation. La nutrition des globules hématiques a manqué d'aliments nécessaires *d'oxygène*, pour entretenir une bonne balance dans l'économie, et les leucocytes pseudo-ferrugineux, privés de leur principe essentiel, ont été chassés par un accès fébrile pour se rendre dans la couche sous-dermique, comme pour *demander à l'air ambiant* ce que l'air inspiré par le poumon leur refusait. Telle est ma manière de concevoir la contagion; elle *n'est plus* par le *cum tangere*, mais elle ne peut exister que par un *habitus morbide consécutif.*

Parmi les sujets qu'on inocule, il y en a quelques-uns qui sont rebelles à l'apparition de la pustule vaccinale, et d'autres chez lesquels l'inoculation développera presque toujours la pustule jennérienne. Chez les premiers, la balance vitale est bien établie et sera toujours *réfractaire* à un poids physiologique que l'on pourrait mettre dans le plateau sanguin. Pour les seconds, l'équilibre de la balance physiologique a tant besoin de *lest* qu'il faut recourir à la vaccination *au moins tous les deux ans* pour *lester* la pile magnétique humaine et lui renouveler l'excitant magnétique qui lui fait défaut pour le complet accomplissement de la fonction vitale normale.

En effet, j'ai démontré que l'être ne peut vivre qu'après la manifestation de l'ignium pulmonaire. De plus, le sujet à la mamelle est jusqu'à son sevrage soumis continuellement à une *alimentation ignique;* partout le développement de l'ignium est beaucoup plus considérable, donc enfin les leucocytes pseudo-ferrugineux, chassés dans les dépotoirs au lieu d'élection que j'ai dit, doivent posséder une plus grande vertu de restauration de la pile magnétique. Ils sont dans l'état naissant, c'est-à-dire dans leur plus grande force d'action, et agissent d'une façon très efficace sur un autre sujet qui, comme je l'ai dit plus haut dans la *genèse des constitutions*, aurait acquis un commencement de désorientation magnétique.

J'ajouterai que plus une circulation sanguine sera susceptible d'être impressionnée par le virus vaccin et plus on en conclura que ses pôles magnétiques étaient aberrés. C'est-à-dire que la constitution des sujets étant plus faible, elle se trouvait dans le cas d'être régénérée, parce que l'orientation magnétique normale s'affaiblissant elle avait nécessité le retour à l'état normal d'éléments magnétiques détériorés.

Qu'on me passe l'expression, « *on ouille la constitution avariée avec des matériaux ignifères* », on reconstitue l'individu, c'est en quelque sorte *une transfusion magnétique.*

De même que l'ignium se produit primordialement aux extrémités pulmonaires ou peaucières du grand sympathique, de même aussi on pratique les inoculations dans ces parties peaucières pour faire naître en lui ce double courant direct et réflexe que j'ai dit. De même, enfin, on peut concevoir que si on respire un air vicié ou surchargé de matières pulvérulentes, nocives en suspension, l'impression inoculatrice inconsciente à travers les vésicules pulmonaires peut donner naissance à une excitation-impression des radicules sympathiques pour produire un obstacle à l'hématose et souvent l'absorption de ces poussières nocives. C'est ce que j'appellerai l'inoculation pulmonaire, qui n'aura pour conséquence qu'un malaise respiratoire.

Je sais un médecin qui a vacciné un sujet à quatre reprises différentes ; les résultats furent toutes les fois couronnés de succès. Malgré ces moyens préventifs, il eut quatre fois la variole et la dernière atteinte l'emporta. Est-ce à dire pour cela qu'il faut rejeter l'inoculation préventive au point de vue sanitaire ? Non. J'ai dit que le virus jennérien faisait son apparition ou se manifestait principalement à l'époque ou la nature réclamait l'acte procréateur, c'est-à-dire le moment où le magnétisme animal est dans toute son effervescence. On comprendra facilement que dans ces conditions le virus-vaccin puisse avoir toutes les propriétés préventives qu'on lui assigne.

D'ailleurs, pourquoi préfère-t-on inoculer du vaccin chez un enfant jeune pour le faire fructifier. C'est parce que le jeune enfant encore à la mamelle se trouve dans la période de transition qui s'écoule entre la naissance ou parturition terminale et l'époque où cette greffe humaine se trouve transplantée dans la vie normale par le sevrage. En effet, je considère l'enfant dans cette période de transition comme une *branche vivace* que l'on mettrait en bouture jusqu'à l'époque où elle pourrait être transplantée. Pendant toute la période qui s'écoule entre le moment de la naissance et celle du sevrage l'enfant vit des leucocytes lactés igniques et par conséquent magnétiques. Tout son corps, pendant cette période, et tout son organisme se trouvent sous l'influence continuelle d'une fermentation magnétique qui décroît de plus en plus au fur et à mesure qu'on s'approche de son *entrée réelle dans la vie.* Il est, pour ainsi dire, sous l'influence procréatrice qui va s'éteignant peu à peu en lui. Alors, d'après ce que j'ai dit plus haut au sujet de la genèse du virus-vaccin, on peut facilement s'expliquer pourquoi l'inoculation du virus infantile présente toutes les garanties de réussite et de reproduction.

Quand la pile de Daniel manque de cristaux cuivriques on en ajoute, ou bien, de peur que le courant s'affaiblisse, on en met une certaine provision sur la grille. De même aussi on vaccine préventivement de peur que la pile humaine soit en défaut, et pour parer aux accidents consécutifs qui peuvent résulter de la viciation de l'air ambiant, ainsi que je l'ai dit. Il faut considérer pourtant que pour la pile naturelle on prend des choses matérielles, mais qui peuvent fermenter jusqu'à production du courant électrique ; tandis que par la vaccine on introduit dans la circulation un principe possédant encore, à un certain degré, les propriétés magnétiques animales des couples ignifères. L'ignium a pu être affaibli ; mais, pour peu qu'il lui reste de propriété excitante sympathique, il saura faire renaître l'harmonie fonctionnelle des divers éléments de l'organisme.

CHAPITRE VI.

DE LA SYPHILIS.

Je viens de décrire la vaccine préventive et sanitaire contre l'invasion de la variole ; je me permettrai de parler de la vaccine *syphilitique.* Après le bien, parlons du mal.

Je ne veux point refaire l'histoire de cette maladie qu'on appelle syphilis, je ne veux que la prendre à l'appui et l'invoquer pour prouver la véracité de mon dire au sujet de la genèse des constitutions.

Si j'ai inscrit la syphilis à la suite de la vaccination *consciente* et anti-morbide, c'est que je la considère comme une vaccination *inconsciente* et morbide.

La syphilis peut se contracter par trois sortes de modes :

1° Par le coït, et c'est ce qui survient dans le plus grand nombre de cas ;

2° Par le rapprochement et le contact des muqueuses labiales ; rapprochement ayant lieu à la région buccale ou vulgaire ;

3° Par l'opération de la lactation ou nutrition mammaire.

Dans la syphilis, il se passe un phénomène absolument opposé à celui de la vaccine jennérienne ;

cette dernière anoblit le sang par son intromission, et la première l'abâtardit par les dégénérescences magnétiques qu'elle peut y faire naître. Par l'une on introduit dans le courant circulatoire un facteur fermentiscible qui par son action peut mettre à l'abri de toute contamination un sujet quelconque, et par l'autre on introduit dans l'organisme un principe délétère qui ruine les constitutions.

J'ai dit plus haut que l'époque où le virus-vaccin avait sa plus grande intensité d'action était celle où la nature réclamait le plus impérieusement le rapprochement sexuel. Ici, nous trouvons que la vaccine syphilitique se fait surtout *pendant l'acte de ce rapprochement.*

Dans le second cas de vaccination syphilitique, il peut se faire que le simple contact des muqueuses suffise pour que, par l'endosmose, les principes ou leucocytes infectants soient absorbés, et alors ils pénètrent dans le torrent circulatoire pour y apporter le désarroi et produire l'aberration des pôles magnétiques. Cette absorption de leucocytes infectants sera très facile si la muqueuse saine présente une solution de continuité ; alors c'est une véritable inoculation, tandis qu'autrement ce serait une vaccination *par inbibition.*

Le troisième cas a été controversé, mais j'affirme que sous prétexte de fissures aux seins certaines nourrices sont porteuses de plaques muqueuses dont les leucocytes infectants sécrétés par elles peuvent se greffer sur la muqueuse buccale du nourrisson et l'infecter d'une maladie dont les parents sont complétement inconscients. Etant donnés ces trois sortes ou modes d'infections syphilitiques, il ne nous reste qu'à nous poser une question. Qu'est-ce que la syphilis? Certes, je ne veux pas remonter aux croisades pour en faire l'histoire; je veux dire, pour répondre à cette question, que le pus ou lymphe infectante syphilitique se compose d'un serum-véhicule qui charroie des leucocytes pseudo-ferrugineux aberrés ayant la propriété de transmission morbide, tout comme les microbes de M. Pasteur ont la propriété préservatrice du charbon, seulement ces derniers sont régénérateurs, tandis que les premiers sont toujours infectants.

Si dans le virus-vaccin il se produit le phénomène d'une pile magnétique portative agissant sur une autre pile pour la prémunir contre l'invasion varioleuse, il advient aussi que la greffe vireuse a lieu dans les meilleures conditions si le pus est pris chez un sujet en plein cours d'évolution syphilitique, et, par conséquent, dans ce cas, les leucocytes infectants seront à l'état naissant, tout comme les leucocytes pris sur une pustule vaccinale possédant l'aréole inflammatoire.

Il peut arriver qu'un sujet contaminé depuis longtemps et présentant des plaques muqueuses puisse contaminer un autre sujet; mais je crois que cette contamination ne saurait avoir les résultats infectieux d'une contamination primaire. Car l'ignium ou son mode de production, après que la désorientation du grand sympathique a eu lieu, depuis la contamination primordiale, a dû subir un certain degré d'affaiblissement ou d'usure, surtout si le traitement a été bien institué. On pourrait dire alors qu'il se passerait dans l'organisme un fait analogue à celui qui se produirait quand dans une pile à colonne un ou plusieurs éléments-disques sont revêtus, faute de soins, d'une couche de vert-de-gris qui en empêche le bon fonctionnement. De même pour l'homme ou la femme, si l'entretien organique, traitement ou hygiène, n'est pas régulièrement observé, il adviendra que l'ignium fonctionnel magnétique restera dépravé et pourra, par l'action des leucocytes spermatozoïdes, se transmettre à l'être procréé par le phénomène de la *vaccine ou greffe génératrice*, conséquence du rapprochement des deux sexes.

Le traitement ou entretien organique pourra faire qu'à la première génération la transmission infectieuse ne se fasse point; mais il n'en est pas moins vrai que dans le système magnétique il reste et restera longtemps une sorte d'aberration des pôles qui, sous une impulsion donnée, pourra faire naître les accidents ternaires et quaternaires, sans préjudice de la gibbosité ou ce qu'on appelle vices de constitution. Certainement que si pendant trois ou quatre générations l'entretien de la constitution est bien mené, je crois qu'on pourra arriver à un tel degré d'affaiblissement du principe syphilitique qu'on pourra, en quelque sorte, croire à une guérison presque parfaite et même totale. Dans le cas contraire, les conséquences les plus funestes ont lieu. Il en est de même de la strume et de la scrofule que je considère comme un dérivé ou plutôt comme une conséquence de la syphilis.

Je ne sais si jamais on a fait l'expérience suivante : étant donné une pile de Daniel, par exemple, composée de plusieurs éléments, on disjoint la pile et entre deux éléments Daniel on place un élément Bunsen en juxtaposant les pôles, de façon à fermer le circuit comme si la pile était homogène. Que se passerait-il dans ce courant homogène dans lequel on a introduit un élément hétérogène? Quelle serait la conduite de l'aiguille aimantée?

Cependant dans l'opération de l'inoculation on introduit dans une circulation magnétique homogène une gouttelette de pus renfermant des leucocytes vaccinifères magnétiques hétérogènes qui ont récemment, entre les mains de M. Pasteur, produit des préservations d'invasion épidémique chez les animaux. Pourquoi ne pas tenter la même expérience sur la matière inerte, alors que les expérimentateurs obtiennent des résultats incomparables sur une pile magnétique vivante? On pourrait alors, étant donné une pile ayant un métal pour sa constitution, interposer dans son circuit un élément cuivre, par exemple; dès lors, il serait facile de porter un jugement au sujet des expériences de M. le docteur Burcq.

Quant à l'origine réelle et le point de départ de la syphilis, et n'adoptant en aucune façon d'aberration des pôles magnétiques faite d'emblée, *si non par les poisons violents et les fortes commotions morales*, j'en trouve toujours la raison dans ce précepte que j'ai formellement émis et qui ne subira jamais de discussion : *Dieu a fait l'homme et l'homme a fait ses maladies.* J'estime et je crois fermement que le berceau de la syphilis a trouvé originairement son lieu d'élection chez des natures abusant de l'acte génital, s'abreuvant de substances annihilant le *mens* ou sens moral en n'excitant que le *corpus*, dans les contrées asiatiques, par exemple. Cette aberration commençante a fini par se localiser dans les organes où l'hygiène était rien moins qu'exécrable. Je traduirai cet exposé dans un syllogisme qui en dira plus que toutes les descriptions.

1° prémisse : mens *aberré.*

2° prémisse : *hygiène nulle ou presque telle du* corpus *sous des climats tropicaux ou dans des régions paludéennes.*

3° Raison du syllogisme : *abus de l'acte génital.*

4° Conclusion : *syphilis.*

Je termine en constatant la sagesse de la nature qui toujours à côté du mal place le bien, à côté de la maladie place le remède. La syphilis et la pustule jennérienne ont leur lieu d'élection dans les organes génitaux ou leurs annexes, la première infectante dans les organes de la copulation proprement dits, et la seconde dans les annexes mammaires. Si au début d'une syphilis on inoculait le virus *cow-pox*, qu'adviendrait-il ? Pour moi, simple médecin de campagne, il ne me sera jamais donné de produire des observations provenant de pareilles opérations ; je ne puis que certifier pourtant que sur *six fois* que j'ai vacciné des enfants atteints de *croûtes laiteuses*, *six fois* les croûtes laiteuses ont eu une marche décroissante très rapide, sans qu'il fut *institué un traitement quelconque.*

CHAPITRE VII.

DU CHOLÉRA.

Je ne peux admettre que par *habitude* le nom de choléra asiatique, parce que ce fléau a été constaté dans les régions de l'*Arabie Pétrée*, dans l'*Arabie Heureuse*, sur les bords du *Gange*, du *Tigre* ou de l'*Euphrate*, respectant toujours les opinions de mes devanciers.

Je définis la maladie qu'il est convenu d'appeler choléra : *l'empoisonnement lent de l'organisme par les principes carburés ou carbonatés du sang veineux; empoisonnement qui ne demande qu'une cause occasionnelle pour se montrer et pour s'affirmer.*

L'homme et les animaux peuvent être susceptibles de voir leur pile magnétique désorganisée par deux modes distincts : le premier est l'empoisonnement brutal par l'oxyde de carbone ou le gaz carbonique s'exhalant d'un réchaud allumé criminellement, et le second par une action lente, défectueuse, aidée de la respiration d'un air vicié. Dans le premier cas la guérison pourra survenir parce qu'on a affaire à une forme aiguë, mais dans le second la forme latente et progressive du choléra laissera toujours dans toute l'organisation une résultante morbide, qui se traduira par une aberration plus ou moins considérable des pôles magnétiques.

Les autopsies que j'ai pratiquées en 1865 et 1866 sur des sujets cholériques m'ayant mis sur la voie du syllogisme vital, je l'ai approfondi et j'en ai conclu au magnétisme animal.

En effet, j'étais très intrigué et je voulais pouvoir découvrir la cause occasionnelle matérielle de décès aussi foudroyants chez des sujets présentant les symptômes du choléra. J'ai fouaillé la matière, moi aussi, je l'ai émiettée, pour découvrir le principe cholérique, et je n'ai trouvé que des membranes stomachales, macérées dans l'alcool dont on faisait usage à cette époque ; des plaques de Peyer apparentes et des caillots de sang, consistance gelée de groseille dans le cœur. Il me fallait une explication, je l'ai trouvée dans les lois les plus simples et les plus formelles de la physiologie, dans l'hématose et dans l'assimilation. Tel a été mon point de départ pour arriver à démontrer le syllogisme vital et le magnétisme animal.

Toutes les maladies sont susceptibles d'affecter la forme cholérique, ou, pour mieux dire, de désorienter la pile magnétique et la rendre *virtuelle* quant à ses effets.

On a fait une classification des diverses formes du choléra :

1° Choléra épidémique ;

2° Choléra endémique ;

3° Choléra sporadique.

Pourquoi cette classification ? Je l'explique en disant que le principe cholérique, soi-disant infectieux, pouvait présenter *trois formes* ou *qualités différentes.* Mais si ce principe a trois affectations ou formes, il faut qu'il y ait trois causes occasionnelles; donc ce n'est plus un principe *sui generis*, il devient un lieu commun, et c'est ce qui est.

Toute les fois que la transition de la vie à la mort s'effectue, le sang se caillebotte et peut arriver à former des plaques cirsoïdes dans toute l'étendue des téguments externes. Seulement, sur tous les sujets atteints par le fléau, ces stigmates ne sont pas les mêmes. On a des cadavres exsangues, quant aux téguments externes, d'autres qui présentent un certain piqueté, et d'autres enfin qui sont complètement marbrés. Seule, la maladie cholérique laisse des plaques ecchymotiques ou rouges foncé-bistre. Si, cependant, à la suite d'une fièvre typhoïde maligne, on trouve en plus petit, il est vrai, des plaques exactement semblables à celles que laisse la variole hémorrhagique. Dans ce cas, on peut parfaitement dire, suivant l'aspect des téguments, que l'on se trouve en présence d'un cas de choléra sporadique. Les radicules du grand sympathique ne recevant plus d'impulsion ignique, n'ont pu transmettre aux nerfs vaso-moteurs la vitalité nécessaire pour imprimer à la colonne sanguine veineuse sa marche ascendante. De là, stagnation dans les capillaires circulatoires affectant telles formes que le comporte la nature de la région.

Dans l'aberration cholérique des pôles, le même phénomène se présente; phénomène *longtemps in-*

cubé, qui ne demande qu'une cause occasionnelle pour se montrer.

Le sang véhicule des couples magnétiques de la pile humaine affecte la forme matière et est par conséquent susceptible de détériorations successives qui, peu à peu, en intervertissant ou en aberrant les pôles, se trouve à un moment donné à une limite extrême de vitalité. Le grand sympathique luttera toujours tant qu'il recevra de l'ignium l'impression vitale. Cette impression, faiblissant de plus en plus, il se fait que livré à lui-même il laisse la machine humaine aller à la dérive. C'est ce qui arrive lorsqu'il est malade lui-même depuis longtemps, c'est-à-dire ne recevant pas d'ignium naturel. Alors il n'éprouvera qu'une impulsion ignique aberrée, qui brutalement intervertit les pôles. De là, l'arrêt subit du phénomène vie.

J'ai décrit l'ignium, j'ai dit sa naissance et les phénomènes auxquels il donnait naissance suivant sa provenance, ou, pour mieux dire, suivant la circulation qui l'a engendré. Il est *naturel* ou *morbide*. *Naturel*, il le sera toujours si la circulation qui l'engendre est *pure* de toute viciation innée ou acquise; *morbide*, il le sera dans le cas contraire.

Or, que se passe-t-il dans le mal cholérique? J'ai dit, dans le cours de ce petit livre, le précepte d'Hippocrate : « *Mens sana in corpore sano* ». Eh bien! c'est tout le contraire qui se passe parmi ces populations agglomérées qui font, à travers les déserts, des voyages insensés pour aller se prosterner aux pieds de leur divinité. Le *mens* existe, et également le *corpus*. Mais dans quels rapports sont-ils entre eux? Assurément, l'entente qui devaient exister entre eux n'est rien moins que défectueuse pour que l'équilibre des fonctions organiques puisse être stable.

Le *mens*, fanatisé, pour ainsi dire, par la chose immatérielle, religieuse, impose par sa primauté directrice, c'est-à-dire par la volonté, au jeu des organes de la vie animale, une fonctionnalité défectueuse par suite des privations ou des excès qui en sont la conséquence, qui se traduisent par la lacération et souvent par l'abus du coït.

Le *corpus*, de son côté, subit toutes les conséquences d'une nourriture peu abondante, malsaine, et l'influence d'un état atmosphérique et climatérique impropre à maintenir en équilibre les divers rouages de l'organisme. Partant, mauvaises conditions pour le développement de l'ignium.

Ces caravanes de pèlerins, composées de plusieurs milliers de sujets, voyagent sous un ciel torride, c'est-à-dire respirent un air presque privé de vapeur d'eau. Elles bivouaquent sur les bords des grands cours d'eau ou dans des oasis où se trouvent des nappes d'eau souterraines. Certes, après avoir affronté la chaleur caniculaire et la poussière sablonneuse du désert, la fraîcheur de la température leur sourit et les capte. Mais ces malheureux ne se doutent point qu'ils se trouvent dans un milieu irrespirable. Là, dans l'atmosphère ambiante, au lieu d'oxygène pur il ne se trouve que des gaz incompatibles avec l'hématose.

En effet, c'est sur des tourbières qu'ils font leur halte. Les détritus végétaux qui s'y décomposent par une fermentation lente absorbent l'oxygène de l'air et le remplacent par des gaz carburés et autres gaz délétères.

L'ignium du pèlerin, déjà compromis par le *mens*, achève d'être aberré par la mauvaise hygiène du *corpus*. La corrélation entre les deux, l'entente vitale n'existant plus, telle est la cause de la manifestation cholérique. Les carbures ou carbonates ferreux, existant déjà normalement dans le sang veineux, ne pouvant plus se régénérer au contact du mauvais fonctionnement pulmonaire résultant d'une aspiration d'air vicié, l'ignium ne se produisant plus, si ce n'est d'une manière défectueuse, le grand sympathique ne reçoit plus qu'une impulsion aberrée de la part d'un ignium aberré. Le sang stagne par plaques stratifiées, ponctuées ou irisées; la chaleur de la circulation disparaît peu à peu. Seule l'intelligence, la volonté, le *mens* qui a été, pour ainsi dire, la cause primordiale de cet état de choses résiste encore jusqu'à ce que par défaut de de nutrition les centres cérébraux soient annihilés à leur tour. Tel est le tableau de la maladie qu'on a dénommée choléra.

J'aborderai le traitement de la maladie cholérique sans tarder; avant d'arriver à cette conclusion, je tiens à aborder de face la question *d'épidémie* ou de *propagation*.

Et d'abord, pour former un mot appliqué à une maladie ou à une de ses formes essentielles ou intercurrentes, il faut avoir recours à un lexique étymologique qui donne la consécration de ce que l'on veut dire.

Les expressions *épidémique* et *endémique* prouvent surabondamment l'esprit de ma théorie. Dans la première, l'apparition du mal se fait dans les grands centres populeux, où les masses agglomérées vivent d'une hygiène absolument mauvaise et dans une atmosphère où le cœfficient oxygène se trouve raréfié. Par la seconde, on désigne un état cholérique qui sévit sur les ouvriers des grandes usines, où l'agglomération est moins grande et l'air un peu moins irrespirable. Quant à l'état sporadique, je n'en parle que pour mémoire, parce que l'aspect cholérique peut se présenter à la dernière période de certaines affections graves, telles que la fièvre typhoïde.

Pour la contagion, *je la nie.* D'ailleurs, son étymologie même démontre le sens exagéré qu'on a attribué à cette expression. Le mot contagion vient de deux mots latins *cum*, avec, et *tangere*, toucher; eh bien ! *je nie formellement* que la maladie cholérique puisse se propager par le contact. Dans les grands centres populeux, ouvriers et patrons, pauvres et riches, se trouvent dans les mêmes conditions, respirent dans le même milieu, avec cette différence que les derniers sont à même de se procurer un confortable hygiénique que les premiers n'ont pas. Par conséquent, le *corpus* peut chez eux résister plus longtemps à la manifestation morbide; mais, si le *mens*, à son tour, sous l'influence du spectacle navrant qui s'offre à la vue, dans la pleine évolution du mal, vient à être impressionné de façon à réagir sur les fonctions animales, le grand sympathique finit par se trouver dans les mêmes conditions que chez les premiers, et le mal les envahit.

Quant à ce qui est de l'importation, se figurerait-on, par hasard, que l'équipage où les passagers emporteraient dans leurs vêtements ou leurs colis des germes cholériques ? Je le nie, et j'ai fait ailleurs le procès de ces animalcules dont on a eu besoin pour pouvoir expliquer des théories erronées. On pourrait admettre, tout au plus, que les courants atmosphériques peuvent, lors de l'arrivée d'un vaisseau, présenter le facteur oxygène amoindri et remplacé en partie par des gaz incompatibles avec la production sincère de *l'ignium pulmonaire* d'abord, et ensuite avec *l'ignium général consécutif.* Ces courants arrivant sur la côte ne feraient qu'augmenter sur le continent la viciation atmosphérique qui y existe déjà. S'il y a des courants sous-marins qui font les tempêtes, il arrive aussi qu'il y a des courants aériens qui de leur côté portent le trouble constitutionnel ou la tempête de l'organisme dans le corps humain. Les premiers ont pour conséquence l'aberration tumultueuse des flots, et les seconds l'aberration de la pile magnétique animale.

Cette simultanéité de propagation dans plusieurs grands centres à la fois, ou successivement, doit dépendre d'un état asmosphérique préexistant dans ces localités, et qui n'est arrivé à son paroxysme d'action que sous l'influence incitatrice d'un autre courant ayant une température plus élevée et pouvant par conséquent favoriser les fermentations de détritus quelconques que j'ai dit. L'état atmosphérique hygrométrique peut survenir ; mais s'il n'est pas assez fort pour emporter les résidus en fermentation, il ne fait que venir à leur appui et leur donner un peu plus de contingent oxygène pour favoriser leur décomposition. Pour peu que la température s'élève, cette décomposition est doublement favorisée. Ces détails s'appliqueraient au choléra contagieux épidémique.

Mais si le mal éclate dans des régions qui n'aient point la même altitude, la même latitude ou la même ligne *isothermique*, cela n'empêchera point les foyers d'infection d'être prêts à être ravivés, en provoquant chez le peuple ambiant le symptôme cholérique ; ces foyers pourront développer parmi les masses une affection semblable, mais à un bien moindre degré que dans le premier cas. L'affection sera similaire mais non point identique ; c'est ce qui se passe pour le cas de choléra endémique.

D'ailleurs, les névralgies ne sont pas épidémiques que je sache ; elles dépendent d'un état atmosphérique et de l'état constitutionnel du sujet. Or, qu'ai-je dit dans ma thèse du 10 décembre 1866 ? J'ai dit que, me trouvant élève dans le service de M. le docteur Moissenet, à l'hôpital de Larriboisière, notre vénérable chef de service nous fit remarquer, vers le commencement de l'année 1865, le nombre des névralgies de toutes sortes chez les malades qui se présentaient à la consultation ou qui se trouvaient dans notre service. Il nous fit observer que l'épidémie de choléra, qui sévit vers la fin de la première moitié du XIXe siècle, fut précédée d'une épidémie de névralgie de toutes sortes, faciales surtout. Il semblait, pour ainsi dire, nous annoncer l'apparition de la démonstration cholérique pour la fin de l'année, et les événements vinrent malheureusement à l'appui de son dire : l'épidémie névralgique avait été le symptôme précurseur.

J'ai déjà dit ce qu'était le symptôme douleur. Eh bien, cette manifestation d'un nombre considérable de névralgie prouve que le développement de l'ignium commençait à éprouver des entraves ; lesquelles entraves se sont multipliées jusqu'à la complète aberration des pôles, sous l'influence de l'envahissement croissant des éléments carbonatés ou carburés dans le sang artériel.

Ce que je viens de constater vient donc à mon appui pour prouver la double circulation nerveuse conjointe à la double circulation sanguine ; par conséquent, les nerfs de la vie animale ou sympathique sont solidaires de la surrexcitation mécanique des nerfs de la vie de relation, par suite de la compression du filet sympathique qui accompagne le nerf moteur, conséquence de ces coagulums semi-liquides résultant d'une action *a frigore*.

L'institution de la quarantaine pour les vaisseaux venant mouiller dans un port est très bonne parce qu'elle influence favorablement le *mens* des populations riveraines, et l'installation des lazarets à proximité des lieux de débarquement ne peut impressionner guère les mêmes populations. Cette installation est faite pour expurger complètement des *miasmes* les passagers ou les marins contaminés déposés à terre. Mais cette installation devrait être faite dans de meilleures conditions que celle de Pauilhac, sur la Gironde, par exemple. En effet, dans cette dernière, on ne voit qu'une bâtisse nue, non entourée de plantations. Les malades ou convalescents débarqués y respirent un air qui est très susceptible de variations pour sa proportion d'oxygène. Il est bâti, en effet, sur les bords du fleuve, à quelques mètres à peine. A la marée montante, la mer amène des algues et des plantes marines qui, à la marée descendante, restent déposées sur la côte avec des coquillages et des détritus végétaux et animaux de toutes sortes. Ces détritus subissent là une combustion lente de décomposition, d'où il résulte que l'oxygène est remplacé en partie, quelque minime qu'elle soit, par des gaz irrespirables. Si dans ce lazaret il y avait une riche végétation, les arbres ou arbustes absorberaient pour leur nutrition ces gaz irrespirables et rendraient à l'atmosphère ambiant l'oxygène dont la combustion lente des végétaux l'a privée. C'est-à-dire qu'on fait à Pauilhac un campement en tout semblable à celui que font inconsciemment les pèlerins le long des grands cours d'eau.

De par ma théorie, le traitement est très rationel. Raviver l'ignium, c'est-à-dire l'impression des radicules du grand sympathique par des douches circulaires écossaises ou par la faradisation, de même qu'opérer des frictions irritantes sur toute la surface du corps, mais surtout aux extrémités, ainsi qu'on le fait pour provoquer l'acte respiratoire chez le nouveau-né et chez une victime du désespoir empoisonnée par les émanations d'un réchaud de charbon.

Comme traitement préventif: dès qu'un cas se présente dans ces grandes agglomérations, faire passer un courant faradique dans les mains de tous les habitants, réunis en cercle, trois fois par jour, une heure avant le repas.

Ce traitement préventif ne saurait avoir une bonne solution que si les *lois de l'hygiène* sont bien observées.

CONCLUSIONS.

Il résulte de cet exposé de l'ignium, que je divise les maladies de l'homme en deux grandes classes :

1° Les *maladies traumatiques* ;

2° Les *maladies igniques*.

Les *maladies traumatiques* ne sont que la résultante d'accidents fortuits, consécutifs, à un trouble fonctionnel apporté dans la pile magnétique par suite de causes occasionnelles venant du dehors et qui, après avoir pendant un certain temps plus ou moins long troublé l'organisme, disparaissent non sans laisser une trace ou cicatrice notoire au lieu de leur élection. Ces traces ou cicatrices sont susceptibles de reproduire, sous l'influence occasionnelle primaire, la même affection que celle dont elles sont restées le dernier témoin. Telles sont les *inflammations a frigore* et les *solutions de continuité*.

Par *maladies igniques*, j'entends celles qui sont acquises, *à la longue, dans le cours de la vie*, par des organisations possédant *un ignium sain* en venant au monde, et celles qui, *en naissant, portent en elles un germe héréditaire ignique*.

Parmi ces dernières, je comprendrai la syphilis

héréditaire, la strume, le rhumatisme héréditaire, la phtisie, &c.

Dans les premières, je comprendrai le choléra, la fièvre typhoïde, la rougeole, la variole et la scarlatine; car ces maladies ne se développent à l'état épidémique dans un milieu et parmi des populations entières que si, par une hygiène détestable et fautive, on a laissé peu à peu l'ignium s'aberrer de plus en plus jusqu'à ce qu'une cause occcasionnelle fasse éclore en masse les manifestations diverses d'un état morbide à l'état latent et acquis.

Les anciens appelaient les épidémies *fléau de Dieu;* pour moi, je n'y vois qu'un *triage naturel des bonnes et mauvaises constitutions*, occasionné par un changement brusque survenu dans la température, l'état hygrométrique de l'air ainsi que dans son état électrique.

Les anciens ne connaissaient point *peut-être* le progrès, ainsi qu'on nomme aujourd'hui les excentricités de la civilisation; ils avaient bien raison de donner à ces épidémies le nom de fléau de Dieu, parce que toutes les fois que le progrès fait *un pas en avant*, l'organisation humaine fait *deux pas en arrière*. D'ailleurs, l'histoire ne nous apprend-elle pas que tous les empires ont sombré dans la luxure et les plaisirs efféminés.

Enfin, je termine en disant que toutes les causes morbides dépendent *formellement* de ce principe : *Dieu a fait l'homme, et l'homme a fait ses maladies.*

EXPÉRIENCES A FAIRE

POUR CONSTATER L'EXISTENCE DU MAGNÉTISME ANIMAL CHEZ L'HOMME ET CHEZ LES ANIMAUX.

N'ayant pas l'habitude d'expériences aussi délicates que celles dont je trace le cadre, malgré le résultat indubitable qui doit couronner les efforts des expérimentateurs, habitant, d'ailleurs, en-dehors de tout grand centre scientifique, je prie Messieurs les biologistes, experts en pareille matière, de vouloir bien les tenter, et je suis persuadé d'avance qu'ils réussiront au-delà de leurs espérances.

Pour tout appareil il ne s'agit que d'avoir des rhéophores présentant une extrémité légèrement courbe, en *pointe très effilée*, de façon à perforer les parois artérielles et veineuses, sans provoquer, si c'est possible, le moindre écoulement sanguin. Cette extrémité, à partir d'une longueur de 1/2 centimètre de la pointe effilée, sera entouré d'un manchon isolateur qui, de plus en plus épais, arrivera à avoir, y compris la partie enveloppée, la dimension de la portion du rhéophore conducteur. Ce serait une sorte de cône dont la base serait opposée à la pointe introduite dans le vaisseau. La longueur de la partie libre sera telle que la voudra l'expérimentateur. Quant à l'autre extrémité, elle sera *mousse* comme dans tous les rhéophores, de façon à pouvoir être fixée dans le bouton d'une bobine, au centre de laquelle sera située une aiguille aimantée.

Le deuxième appareil est une aiguille aimantée possédant une forte bobine.

Autant que possible, on évitera de dénuder complétement (pas du tout serait le mieux), les artères et les veines sur lesquelles on opérera, afin d'éviter l'action électrique de la lumière solaire.

Les expériences devront être faites dans un milieu dont la température ambiante sera d'environ 30 ou 32 degrés centigrades.

Je crois enfin qu'il sera utile de disposer les sujets en expérience sur des plaques ou des toiles isolantes, afin d'éviter toute communication avec le sol.

PREMIÈRE EXPÉRIENCE.

On maintiendra solidement le sujet ; on pique la paroi artérielle ou veineuse avec l'extrémité effilée de l'un des rhéophores. Cette extrémité devra être conduite dans la lumière du vaisseau, parrallèlement à ses parois, *en remontant vers le cœur pour les artères, et en descendant vers la périphérie pour les veines, sans les léser aucunement*, jusqu'à ce que l'extrémité mince du corps isolant vienne aboutir à la plaie, et boucher l'orifice de la plaie faite par le *bout introducteur*. Cette première partie de l'opération étant faite, on maintiendra ce rhéophore fixe au moyen des doigts, si on a un aide, ou avec un cordonnet décrivant plusieurs circuits, si c'est sur un membre que l'on expérimente, ou d'une autre façon quelconque si on opère ailleurs. On en fait de même à la veine satellite avec un second rhéophore semblable au premier. Ceci étant fait, on fixe l'extrémité mousse ou articulaire du fil conducteur qui communique par l'autre extrémité avec le sang artériel sur le bouton de la bobine d'une aiguille aimantée, et le fil conducteur en communication avec le sang veineux est fixé sur l'autre bouton.

Alors, ainsi que cela se passe quand on expérimente l'action des courants sur les aimants, l'aiguille aimantée doit se dévier à droite du courant. Or, d'après ma théorie, le sang artériel étant le pôle positif, le sang veineux le pôle négatif, *le courant électro-magnétique, partant de l'extrémité du rhéo-*

phore qui baigne dans le sang artériel, doit dévier à sa droite l'aiguille aimantée. Ces déviations seront intermittentes ; elles se produiront *à chaque pulsation artérielle* ou *systolique du cœur*. Entre les deux déviations brusques, il y aura un léger temps d'arrêt pendant la *dyastole*, mais on pourra percevoir dans l'aiguille aimantée un léger frémissement dû à l'acheminement dans les vaisseaux du sang, sous l'influence de l'élasticité des parois artérielles revenant sur elles-mêmes.

Ces déviations se manifesteront également chez l'homme et chez la femme ; chez le mâle et chez la femelle. Elles seront plus accentuées chez le mâle que chez la femelle.

Cette expérience sera concluante.

DEUXIÈME EXPÉRIENCE.

Étant donnés d'une part un mâle et une femelle, d'autre part une bobine avec son aiguille aimantée, on pique avec un rhéophore l'artère crurale chéz le mâle, et avec un second la veine crurale chez la femelle ; l'extrémité mousse du rhéophore mâle est fixée à l'un des boutons de la bobine, et celui de la femelle à l'autre bouton. Il doit alors se passer un phénomène particulier chez les deux sujets. Ce phénomène deviendra de plus en plus accentué au fur et à mesure qu'on expérimentera sur des artères et sur des veines qui approcheront de plus près les organes génitaux. Si, par exemple, on agit sur les artères et veines fémorales, on provoquera à coup sûr la turgescences des organes génitaux jusqu'à produire un simulacre de copulation.

Pour rendre l'expérience plus incontestable, il faudrait doubler les fils conducteurs ainsi que les bobines. Dans ce cas, les deux bobines seraient réunies entre elles par une sorte de *trait-d'union* ou *fil conducteur intermédiaire partant de chaque pivot de l'aiguille*, et les reliant tous deux. Alors on fait communiquer le pôle positif du mâle avec une bobine à laquelle on fera communiquer le pôle négatif de la femelle et réciproquement. Je crois que dans ce cas le spasme copulateur pourra être vu dans son entier effet, *matériellement s'entend.*

Si dans la partie médiane de ce trait-d'union ou fil intermédiaire on a préalablement placé une aiguille aimantée simple, on trouvera à constater l'intensité réelle et comparative du courant du mâle ainsi que celui de la femelle. Les deux aiguilles aimantées marqueront chacune l'intensité réciproque de leurs courants directs, et l'aiguille placée sur le fil intermédiaire marquera la résultante différentielle de la force magnétique du mâle comparée à celle de la femelle.

Que l'expérience soit faite dans l'obscurité, que présenteront alors les pointes des aiguilles, celles des extrémités ainsi que celle médiane ? Ne pourra-t-il y avoir un *effet lumineux sui generis ?* Nous décomposons la lumière solaire à l'aide d'un prismé placé sur le trajet d'un rayon lumineux ; pourquoi, faisant passer le magnétisme animal à travers des bobines disposées ainsi que je l'ai dit plus haut, n'obtiendrait-on pas, dans l'aiguille médiane, point de jonction intermédiaire, un effet spectral d'une nature particulière que l'on pourrait dénommer *spectre magnétique.*

Je crois qu'on obtiendrait la consécration de mon dire si, par un aménagement spécial et particulier des appareils et des lieux, on prenait les courants magnétiques sur un mâle et une femelle *se livrant à la copulation en suivant les seules forces de la nature.*

Dans ce dernier cas, un sphygmographe, appliqué dans les régions précordiales de l'un et de l'autre sexe, pourrait, à l'aide des tracés caractéristiques qu'il inscrirait, peut-être avertir l'opérateur du sexe de la progéniture, si l'acte de la copulation a été fécondant !

TABLE DES MATIÈRES.

AUCH. — IMPRIMERIE COCHARAUX FRÈRES, RUE DE LORRAINE.

www.ingramcontent.com/pod-product-compliance
Ingram Content Group UK Ltd.
Pitfield, Milton Keynes, MK11 3LW, UK
UKHW021107200726
13857UKWH00003B/1128

9 782012 962231